ENDOSCOPIC MINIMALLY INVASIVE SURGERY
for TUMORS in the PINEAL REGION

松果体区
肿瘤内镜微创手术学

2016年国家重点研发计划"数字诊疗装备研发"重点专项"导航微创神经外科手术集成解决方案应用示范基地建设"（课题编号：2016YFC0106103）

"导航微创神经外科手术培训基地建设"
（课题编号：2016YFC0106102）

主　　编　张晓彪　鲁晓杰　李维平　李文生
副 主 编　胡　凡　朱　卫　黄国栋　王　清　李　昊
主编助理　孙崇璟　沈文俊
绘　　图　杨乔乔

复旦大學 出版社

编　委

（按姓氏拼音排列）

孙崇璟(复旦大学附属中山医院)

孙雪波(苏州大学附属第一医院)

田　培(复旦大学附属中山医院)

王　斌(河南省人民医院)

王存祖(江苏省苏北人民医院)

王红章(复旦大学附属中山医院厦门医院)

王　剑(复旦大学附属中山医院)

王　清(江苏省无锡市第二人民医院)

王学建(江苏省南通市第一人民医院)

王　勇(河南省人民医院)

王　勇(江苏省南通市第一人民医院)

王玉社(河南省人民医院)

吴安华(中国医科大学附属第一医院)

吴　琦(江苏省镇江市第一人民医院)

吴智远(江苏省常州市第二人民医院)

夏鹤春(宁夏医科大学总医院)

夏为民(江苏省常州市第一人民医院)

肖顺武(遵义医科大学附属医院)

谢　涛(复旦大学附属中山医院)

修彬华(复旦大学附属中山医院厦门医院)

阳吉虎(广东省深圳市第二人民医院)

杨亮亮(复旦大学附属中山医院)

杨雷霆(广西医科大学第一附属医院)

杨　坤(江苏省南京脑科医院)

杨乔乔(复旦大学附属中山医院)

杨志刚(复旦大学附属中山医院)

严　军(中国科学院神经科学研究所)

于　珊(复旦大学附属中山医院)

余　勇(复旦大学附属中山医院)

张恒柱(江苏省苏北人民医院)

张晓彪(复旦大学附属中山医院)

赵普远(复旦大学附属中山医院)

曾绍冲(复旦大学附属中山医院)

周　全(广西医科大学第一附属医院)

朱　飚(浙江省人民医院)

朱　卫(复旦大学附属中山医院)

朱玉辐(徐州医科大学附属医院)

主编简介

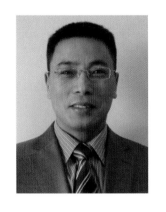

张晓彪,江苏扬州人。博士,主任医师,博士生导师,复旦大学附属中山医院神经外科主任,复旦大学上海医学院基础医学院双聘教授。兼任中国医师协会内镜医师分会常委、副总干事,中国医师协会神经内镜专业委员会副主任委员,欧美同学会神经内镜专业委员会副主任委员,上海抗癌协会神经肿瘤分会副主任委员。在国内率先报道采用 EEEA 鞍上第 3 脑室颅咽管瘤、Meckel 囊肿瘤、颞下窝肿瘤和齿状突切除技术,内镜 SCITA 切除松果体区、丘脑肿瘤和岩斜区脑膜瘤等。国际上,率先报道运用 3D-FIESTA 磁共振技术评估颅底中线病变,率先采用对侧后纵裂经大脑镰楔前叶入路切除侧脑室三角区脑膜瘤,联合内镜经鼻入路齿状突切除加后路减压复位固定治疗颅底凹陷症,内镜经鼻终板入路切除第 3 脑室内颅咽管瘤。进行全系列内镜幕下小脑上入路的研发和推广运用,丰富了神经内镜技术运用领域,特别有利于松果体区肿瘤和岩斜区脑膜瘤的手术切除。2013 年以来运用假包膜外分离技术切除垂体腺瘤,显著提高了肿瘤的全切率,报道生长激素腺瘤内分泌缓解率达国际最高水平。提出全内镜神经外科的概念,积极倡导、推广和实践神经内镜技术在神经外科手术全领域的运用。2019 年 11 月,与鲁晓杰教授等共同发起创立了长三角神经内镜创新联盟,促进区域内神经内镜技术的推广和创新工作。主编《内镜导航微创神经外科手术学》,受邀参编美国 C. J. Walter 主编的 *Skull Base Surgery:Strategies* 等专著。

鲁晓杰,江南大学附属医院院长。博士,主任医师,江南大学、南京医科大学教授,博士生导师。2020 年荣获第四届"国之名医——卓越建树"称号。江苏省医学领军人才、江苏省有突出贡献中青年专家、江苏省六大高峰人才、江苏省"333 高层次人才培养工程"培养对象、江苏省重点临床专科神经外科学科带头人,无锡市医学领军杰出人才,无锡市首席医师、无锡市名医。被授予江苏省先进工作者、无锡市劳动模范等称号。目前担任中国医师协会神经内镜专家委员会副主任委员,中国医师协会内镜医师分会第三届委员会常务委员,中国老年医学学会神经

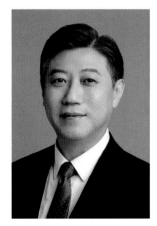

医学分会委员会委员,中国研究型医院协会神经外科分会常委,中国卒中联盟委员,江苏省医学会神经外科专业委员会副主任委员,江苏省医学会神经内镜学组名誉组长,无锡市医学会神经外科专业委员会名誉主任委员,同时担任《中华神经外科杂志》《临床神经外科杂志》等多本杂志编委。他带领的团队所开展的神经内镜下微创手术技术达到国内领先水平,部分项目(如颅底肿瘤的经鼻内镜微创手术)达到国际先进水平,填补国内空白,以第一完成人获得 2018 年度江苏省科学技术奖一等奖,获得发明专利 1 项和国家实用新型专利 1 项。发表 SCI 收录及中华核心等高质量论文近百篇。主持承担国家自然科学基金面上项目 1 项,省级以上科研课题 7 项。

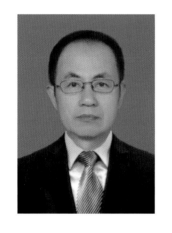

李维平,博士,主任医师,教授,博士生导师;深圳市政府特殊津贴专家,深圳大学第一附属医院(深圳市第二人民医院)脑科中心首席专家,广东省高水平重点学科(神经外科)学术带头人。国家卫健委内镜专业技术神经科培训(深圳)基地主任;国家卫健委脑卒中筛查与防治(深圳)基地副主任;中国肿瘤防治联盟深圳市联盟副主席;南方胶质瘤中心深圳中心主任;广东省脑血管病转化医学创新平台负责人;深圳市神经外科重点实验室主任。中国医师协会神经外科医师分会委员、脑胶质瘤分会委员、内镜医师分会内镜诊疗质量管理与控制专业委员会委员;世界华人神经外科协会颅脑创伤专业委员会副主任委员;中国抗癌协会脑胶质瘤分会常委,缓和医疗与科普专业委员会(学组)主任委员;中国医药创新促进会脑神经药物临床研究专业委员会副主任委员;中国医促会神经外科分会常委;中国研究型医院学会神经外科专业委员会神经创伤专家委员会常委;中国卒中学会医疗质量管理与促进分会委员;中国临床肿瘤学会神经肿瘤分会委员;广州抗癌协会神经肿瘤专业委员会副主任委员;深圳市医学会神经外科专业委员会前任主任委员;深圳市抗癌协会副会长。组建了深圳市最大的神经外科中心,为推动区域性神经内镜的临床应用和普及做出了贡献。担任 *Internation Journal of oncology*、《中国微侵袭神经外科杂志》和《中国内镜杂志》等期刊编委。主持国家自然科学基金面上项目 2 项和广东省自然科学基金及各类市级以上科研项目共 9 项,以第一完成人获得"广东省科技进步奖"二等、三等奖各 1 项;"深圳市科技进步奖"二等奖 2 项。2020 年入选中国学者(神经外科)学术影响力排名百强榜。

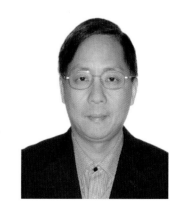

李文生,博士,教授,博士生导师。现任复旦大学上海医学院基础医学院解剖与组织胚胎学系主任,兼任中国解剖学会虚拟现实分会常务理事、高等学校基础医学实验中心标准化建设和管理联盟副理事长、上海市解剖学会副理事长。2002 年毕业于复旦大学上海医学院,获人体解剖与组织胚胎学博士学位。主要从事《系统解剖学》《局部解剖学》等本科生和研究生

课程,以及"颅底外科临床解剖学""导航内镜微创神经外科解剖学"等临床专科继续教育培训工作。主要从事断层影像及计算机虚拟解剖、脑形态和功能影像学分析、脑组织库建设等医学和神经外科手术导航系统等生物医学工程学的交叉学科研究工作,近年来主持 2 项国家重大、3 项上海市科研课题。发表科研论文 30 余篇,上海市优秀技术带头人(2013 年),获国家技术发明二等奖(2012 年,第 4 完成人)、高等学校科学研究优秀成果奖(技术发明奖)二等奖(2008 年,第 3 完成人)、上海市科技进步三等奖(2003 年,第 2 完成人)、上海市科技进步三等奖(2000 年,第 4 完成人)各 1 次。主编、副主编教材各 1 部,获国家级虚拟仿真实验教学一流课程负责人(2020 年)、复旦大学十佳教师团队(钟扬式教学团队)带头人(2020 年)、上海市教卫工作党委系统优秀党务工作者(2019 年)、复旦大学优秀党务工作者(2019 年)、教育部首批全国高校百名"双带头人"教师党支部书记工作室(2018 年)、复旦大学十佳党支部书记(2018 年)、复旦大学"钟扬式"好老师(2018 年)、复旦大学本(专)科毕业生"我心目中的好老师"(2017 年)、宝钢教育基金会优秀教师奖(2017 年)等荣誉。

序 一

在现代神经外科的发展史上,有2个重要的里程碑。第1个是20世纪60—70年代出现的显微神经外科,第2个是20世纪90年代的微创(又称微侵袭)神经外科。内镜外科和内镜辅助显微外科、神经导航外科、锁孔外科、血管内介入外科、立体定向外科和放射外科等均属狭义的微创神经外科,广义的微创神经外科则包括了显微神经外科和颅底外科。同显微神经外科一样,微创神经外科不仅是一种外科技术,而且是一种外科概念和理念,它包括术前详尽、细心地诊断、鉴别诊断、手术计划和各种应对方案的制订;术中精准地应用微创技术,以求达到安全地处置病变和最大限度地保留功能;术后周到、精心地促使患者康复等。

继2019年出版《内镜导航微创神经外科手术学》专著,张晓彪教授联合南京医科大学无锡第二医院和深圳市第二医院等国内从事内镜神经外科的专家教授,以及复旦大学上海医学院解剖与组织胚胎学教授,编写了"松果体区肿瘤内镜微创手术学",内容涵盖松果体概述、经颅内镜手术原则和常用设备、神经外科手术麻醉、松果体区肿瘤手术麻醉和松果体区肿瘤等,提供了相关技术规范和系统综合治疗的经验,为国内同行研究和推广提供参考。本书作者来自临床一线,不仅具有丰富的临床经验,而且具有微创外科的理念,例如,对一例影像学发现伴有阻塞性脑积水的松果体区肿瘤患者,施行第3脑室造瘘时,在漏斗隐窝处发现一小病灶,活检证实为生殖细胞瘤,即终止切除松果体区肿瘤,改术后放、化疗。这反映了作者能根据肿瘤的生物学特性恰到好处地处置患者,而不是盲目地追求外科手术技术,使患者最大程度地获益,体现了精准医学的精髓。

由于任何一种技术,特别是神经外科技术,均非十全十美,都有其利与弊和优势与不足。例如,外科显微镜的不足促使了内镜的出现,内镜的不足又促使了外视镜的出现。虽然这些外科放大、照明系统可以各自独立应用,但是它们不是相互取代,更多的是相互补充。因此,如果本书能总结出松果体区肿瘤应用内镜技术的利与弊或优势与不足,增加术后疗效和随访资料,增加松果体区的内镜应用解剖等,将使本书更加完美了。

中国工程院院士
国家神经疾病医学中心主任
复旦大学神经外科研究所所长
复旦大学附属华山医院神经外科主任
上海神经附属外科临床医学中心主任

序 二

　　神经内镜的发展经历了漫长的阶段,真正快速发展是近20年,主要得益于3CCD神经内镜以及近十年来的高清内镜的研发和运用。目前,内镜神经外科已经可以进行几乎所有神经外科的手术,包括内镜脑室手术、内镜经鼻颅底手术、内镜经颅脑深部和颅底手术、内镜脊髓脊柱手术等方面。内镜神经外科不但覆盖范围广泛,而且表现出巨大的优势,已经成为神经外科的重要领域。

　　中国内镜神经外科发展从早期的脑室脑池到经鼻颅底,再到如今经颅和脊髓脊柱手术,处于与国际同步水平,部分领域甚至有所超越,得益于国内神经外科同行的积极进取精神和综合国力的发展。从基层的内镜治疗脑出血到许多神经内镜中心的全内镜神经外科手术,内镜已经成为神经外科医生必须掌握的重要工具。这些年,国内同行不仅积极参与手术技术的培训和开发,而且积极总结手术技术的成果和经验,编写了一系列的技术指南和学术专著,为神经内镜在中国的普及做了大量的推广和示范工作。复旦大学附属中山医院、南京医科大学附属无锡第二医院、深圳市第二人民医院和复旦大学上海医学院解剖与组织胚胎学系是国内积极实践和推广神经内镜的主要单位,在神经内镜的各个领域都有所建树,也是国内主要的神经内镜培训基地。

　　松果体区作为颅脑的最中心区域,位置深、周围结构复杂重要,此区域的肿瘤并不多见。目前此区域的手术入路较多,主要有经后纵裂胼胝体入路、经枕天幕入路和幕下小脑上入路等,3种手术入路在显微镜时代各有千秋,同时并存。随着内镜手术技术在颅内的运用,内镜下幕下小脑上入路切除松果体区肿瘤显示出巨大的优势。作者团队在内镜经幕下小脑上入路切除松果体区肿瘤方面积累了较多的技术经验,做出了较大的贡献,他们将自己的工作结合解剖研究成果和综合治疗的经验总结成书,将有利于此项工作的积极推广,同时也会促进神经内镜整体技术的发展。

　　关于松果体手术方面的专著目前非常匮乏,希望通过此书翔实的介绍,让读者能够全面认识和掌握此项技术,使得广大患者受益。

　　　北京市神经外科研究所　名誉所长
　　　首都医科大学附属北京天坛医院　主任医师
　　　首都医科大学垂体腺瘤临床诊疗与研究中心　主任
　　　中国医师协会神经内镜医师培训学院　院长
　　　北京医学会神经外科分会　主任委员
　　　《中华神经外科杂志》　总编
　　　中国医师协会神经修复专业委员会　主任委员
　　　中国医师协会内镜医师分会　副会长
　　　中国医师协会神经内镜专业委员会　主任委员
　　　中国医药创新促进会脑神经药物临床研究专业委员会　主任委员
　　　中国医学装备协会智能装备技术分会　副会长
　　　世界华人神经外科协会　主席

前　言

　　1910年美国芝加哥泌尿外科医师Lespinasse首先运用膀胱镜进行脉络丛烧灼术治疗儿童先天性脑积水,开创了内镜在神经外科领域运用的先例。至此,内镜在神经外科的应用经历了一个多世纪的发展,现在内镜已经运用于神经外科手术的几乎所有方面。就像显微镜的运用带来了神经外科手术的革命性的巨变一样,内镜也同样为神经外科手术带来了革命性的进步,由此神经外科也进入了内镜神经外科的时代。

　　我国神经内镜起步稍晚,但是在张亚卓教授的积极开拓、推广和带领下,中国神经内镜技术得到了快速的发展。随着神经内镜设备的发展和技术的不断提高,神经内镜在神经外科手术中的优势不断地得到体现,尤其在经鼻腔入路、松果体区和脑室系统肿瘤手术中的优势更加显著。早期的神经外科内镜手术主要是运用脑室镜进行脑积水和各种囊肿的手术治疗,后来鼻科医师将内镜运用于经鼻腔手术,由此衍生出内镜经鼻颅底手术这一重要的微创技术,同时为神经外科和鼻科培养了大量的内镜专业医师。与此同时,显微微创锁孔技术在神经外科领域不断地得到推广和运用,使得经颅手术也走上了微创之路。显微微创锁孔技术中的三大技术要素分别为:①充分的脑塌陷技术,以便在不牵拉或较少牵拉脑组织的前提下获得足够的手术空间;②不断变换显微镜的角度,以便通过微小的锁孔开颅观察不同的手术视野;③内镜辅助显微镜,利用内镜的广视角和近距离观察优势,弥补显微镜直线观察特点的不足,对显微镜视野的盲区进行辅助观察,增加手术的暴露空间。正是得益于内镜辅助显微镜锁孔技术的发展,以及内镜经鼻颅底技术的运用积累,两项技术的融合,使得完全内镜锁孔技术得到了较好的运用。上述技术的发展和良好运用离不开现代影像学技术的发展和运用,其中包括术前影像学诊断、手术方案规划和术中影像导航引导技术的发展和运用。20世纪90年代由周良辅院士在国内率先引进了当时国际上先进的导航系统,同时组织复旦大学数字医学研究中心宋志坚教授等进行国产神经导航系统的研发、生产和推广运用。这项工作使得我国的神经导航技术从装备水平到临床运用技术的各方面都得到极大的飞跃。正是随着现代影像等术前诊断技术的更加精准,合理的术前评估和手术规划,手术导航技术的精准定位,使得神经内镜技术可以得到更加微创和精准地实施。一大批年轻神经外科医师踊跃参与到神经内镜事业中,也为神经内镜技术的普及运用带来了现实的活力、美好的前景和光明的未来。

松果体区位于颅脑的中心部位,周围结构重要,传统的显微镜术野暴露困难和手术创伤巨大,手术后并发症和病死率较高。神经内镜的广视角和近距离显露优势,通过天幕下和小脑上自然间隙可以非常方便地暴露松果体区。内镜技术的运用把原来暴露困难的深在区域变得相对容易,为神经内镜的推广运用增添了新的魅力。

当然,任何新技术的运用都不是一蹴而就的易事。内镜具有完全不同于显微镜的光学视觉特点,对于同样的解剖结构有不同的视觉显示,这样就需要我们对同样的解剖结构和手术区域有一个重新学习、认识和掌握的过程。这样的过程需要我们勇敢地面对,并且以科学的精神去学习和研究,找出规律,然后去按照发现的客观规律去运用。我们也正由于有这样一群致力于积极开拓进取的同道,不断学习、运用和总结,才得以在神经内镜手术技术上取得了一定的经验积累,并且让许多患者得到了很好的微创手术效果。2019年,复旦大学出版社出版的《内镜导航微创神经外科手术学》全面介绍了内镜神经外科手术技术,是一本全内镜神经外科的工具书。该书对内镜神经外科目前开展的各个相关领域现状作了详细的介绍。该书出版之后,很快得到同行的高度认可和积极肯定,被认为是一本比较实用的神经外科手术学专著。由于该书是一部比较全面的内镜导航神经外科手术学,对于相关疾病的深度描述还显得不够,需要专门的疾病手术学来不断充实和完善。鉴于神经内镜在松果体区中具有比较突出的优势,加之我们在此领域进行了较多的技术积累,有必要对此做经验的总结和得失的分享,也借此与广大的神经外科同道进行更好的交流,于是我们决定编写此书。

虽然神经内镜经颅手术已经在几乎所有的颅内区域开展,但是手术病例积累尚少、规模开展不足、专业医师更是小众,距离大规模的普及运用还需要较长时间。也正是如此现状,我们更加需要面对现实,勇于担当,积极探索、总结和推广已有经验,引导更多的神经外科医师参与这一工作中来。相信随着内镜在神经外科的运用和推广,未来内镜必将成为微创神经外科手术的得力帮手,造福更多的患者。

目　录

第一章　松果体概述 …………………………………………………… 1

　　一、发现历史 ………………………………………………… 1

　　二、解剖学 …………………………………………………… 1

　　三、发育与组织学特点 ……………………………………… 2

　　四、生理功能 ………………………………………………… 3

　　五、病理学 …………………………………………………… 3

第二章　经颅内镜手术原则和常用设备 …………………………… 6

　　一、经颅内镜手术原则 ……………………………………… 6

　　二、经颅内镜的常用设备 …………………………………… 11

第三章　神经外科手术麻醉概述及松果体区肿瘤手术麻醉 ……… 18

　　一、麻醉系统安全 …………………………………………… 18

　　二、神经外科手术麻醉要点 ………………………………… 18

　　三、总结 ……………………………………………………… 22

第四章　松果体区肿瘤 ……………………………………………… 24

　　一、概述及手术简史 ………………………………………… 24

　　二、临床表现 ………………………………………………… 27

　　三、实验室检查 ……………………………………………… 28

　　四、影像学检查 ……………………………………………… 29

　　五、松果体区肿瘤病理学 …………………………………… 44

　　六、诊断 ……………………………………………………… 52

　　七、治疗 ……………………………………………………… 52

第一章　松果体概述

一、发现历史

松果腺(pineal gland)是脊椎动物间脑顶部的一种小的形似松果的内分泌腺,小称松果体或脑上腺,这是一个在人类大脑中发现历史非常悠久并且富有宗教文化色彩的器官。最早由古罗马时期的著名解剖学家盖伦(Galen, 200—130 B. C.)发现,并在文献中详细描述。由于其形似松果的外观和腺体器官的解剖学特点,因而被命名为"松果腺"(Greek:κωυαριου, Latin:*glandula pinealis*)。限于古代的科学技术水平,当时认为大脑的脑室中充满了精神和灵魂,而位于大脑中央的松果体是控制精神和灵魂流动的阀门,是人的灵魂与肉体发生联系的地方。这样的观点以哲学家笛卡尔(Descartes, 1596—1690)为代表,一直广泛流传。直到 16 世纪中叶,人们发现脑室里充满的是脑脊液,而不是灵魂,以前的观点才得以更正。人类对松果体功能的认识始于 19 世纪。随着显微镜和组织学技术的发展,人们认识到低等动物的松果体含有与视网膜相似的感光细胞,并推测哺乳动物和人类的松果体与这种低等动物的感光器官有进化学上的联系。因此,松果体又被称为"第 3 只眼"。而 1958 年褪黑素(melatonin)的发现直接证明了松果体是内分泌器官。尽管人类发现松果体的历史很长,但早期的认识多建立于谬误和迷信之上,并且直至目前,松果体仍有许多功能有待探究,松果体的作用一直很神秘。

二、解剖学

成年人的松果体为长 5～9 mm、宽 1～5 mm、厚 3～5 mm,重量 100～180 mg 的椭圆形小体。松果体位于人脑正中矢状面,第 3 脑室后上方,胼胝体压部下方,缰连合与后连合之间。在胚胎发育期,松果体是由第 3 脑室顶部的室管膜向间脑面突出,发育形成的一个由软脑膜包被,并保留一细柄与第 3 脑室顶相连的实质性器官。其基底部为第 3 脑室凸向柄内所形成的充满脑脊液的松果体隐窝。

松果体的血供非常丰富,主要接受两侧脉络膜后内侧动脉的分支供血。回流静脉血经由大脑内静脉或基底静脉汇入直窦。松果体中心区域的组织由隔膜分隔形成小叶状结构,动脉和静脉成对地形成血管门深入松果体内,然后分支形成丰富的窦状毛细血管网络,而在松果体边缘组织中的血管则较少较细。这种解剖结构为典型的内分泌器官结构特点。在大部分的哺乳动物(包括啮齿类和人类)中,松果体属于室周器官,没有内皮血脑屏障,因而对外周用药比较敏感。

与大脑内其他核团和脑区不同,尽管松果体位于大脑中央紧邻中脑,但却很少接收来自大脑其他脑区的传入神经纤维。松果体最主要的传入神经纤维来自外周,其中最为重要的是发自颈上神经节的交感神经节后纤维,其伴随着静脉从松果体的后部进入松果体。同时,还受翼腭神经节和耳神经节的副交感神经纤维支配,以及三叉神经节的感觉神经纤维输入。此外,由于哺乳动物的松果体以一柄与缰连合与后连合相连。因此,来自下丘脑室旁核、外侧膝状体、下丘脑外侧以及中缝背核等脑区的有髓神经纤维也可由此途径进入松果体。

三、发育与组织学特点

松果体起源于神经外胚层,在人胚 33～36 d 时,第 3 脑室顶部的室管膜增厚并向间脑面突起,形成松果体的原基。随后松果体原基向外突起先形成囊状结构,以后细胞增殖构成实质性器官,只在其基部保留一小腔,即为松果体隐窝。有时在松果体原基的前方可发生一个小突起,为副松果体,多在胚胎后期消失,但亦可残留成为囊肿。胚胎 5 个月时,细胞开始分化为松果体细胞和神经胶质细胞。6 个月时,松果体细胞明显分化。大约 26 周,开始分泌褪黑素。至第 8 个月时,松果体的发育已接近成年水平。

成年的松果体具有内分泌器官特征的组织结构,由相当于内分泌腺皮质的边缘区和相当于髓质的核心区组成。核心区主要由排列形成条索或分叶状的松果体细胞组成,胶质细胞(主要是星形胶质细胞,还有少量小胶质细胞)常见于松果体细胞周围。边缘区散在分布着神经元和胶质细胞。人类的松果体细胞具有较高的核质比,细胞核常出现凹陷或分叶状,核仁明显;胞质有嗜铬性细颗粒,通过银染可显示胞质有突起伸向周围的窦状毛细血管,这是典型的内分泌腺体细胞的形态特征。低等脊椎动物的松果体细胞具有感光功能,因此形态结构和功能与视网膜的视锥、视杆细胞相似。哺乳动物的松果体细胞感光功能已经退化,丧失了感光细胞的形态和功能,但仍表达感光细胞特异分子,如视紫红质(rhodopsin),S-抗原(S-antigen)和视觉恢复蛋白(recoverin),同时还表达神经元特异性烯醇化酶(neuron-specific enolase,NSE)。

成年松果体一个重要的组织结构特点是在其细胞内和细胞间质存在钙沉积,又称为脑沙(corpora arenacea),其主要为钙、镁盐及羟基磷灰石形成的呈颗粒状或同心板状结构。人类松果体的钙化从出生后便开始,随年龄增长而增加,直至青年时期稳定。研究表明,在超过 30 岁的人群中,松果体的钙化出现频率非常高,在放射影像学检查中非常常见。松果体钙化可能与人类老化过程中的神经-精神症状有关,但其成分及生理意义目前尚不清楚。

除此以外,松果体组织内还常出现囊状结构(25％～40％),通常由 3 层结构组成,包括胶质细胞层(GFAP 阳性)、松果体细胞层和罗森塔尔纤维细胞层(Rosenthal fiber layer,胞质中含有 HE 染色中呈红色棒状小体的细胞,由星形胶质细胞变异而来)。囊状结构可以为单房或多房,其中包含着脑脊液,在 MRI 影像学诊断中,需要与不典型囊性形成、松果体生殖细胞瘤(germinoma)和松果体实质细胞瘤鉴别。

四、生理功能

作为脑内的内分泌器官,松果体最重要的生理学功能就是合成、分泌和代谢褪黑素。松果体细胞从血液中摄取色氨酸,通过羟基化和脱羧反应,将其转变为 5-羟色胺(血清素,serotonin),然后通过 N-乙酰基转移酶(NAT)和羟基吲哚-O-甲基转移酶(HIOMT)催化的两步限速反应合成褪黑素。褪黑素是一种高度亲脂性,同时又具备一定亲水性的分子,在血液中大约有 70% 的褪黑素是以与清蛋白结合的形式存在。当松果体细胞受到交感神经兴奋刺激时即释放褪黑素,分泌的褪黑素除了存在于血液中,还广泛存在于唾液、尿液、脑脊液和眼房水中,其中脑脊液中褪黑素的浓度甚至高于血液。

褪黑素因最初被发现能使青蛙的深色皮肤褪色变白而得名。而在哺乳动物中,由于褪黑素受体在全身组织器官分布广泛,包括下丘脑、垂体、淋巴细胞、血小板、前列腺上皮细胞、卵泡颗粒细胞、精子以及结肠黏膜及黏膜下层等,使其具备多种生理功能,包括睡眠节律、生殖生理、心血管活动以及神经免疫调控等功能。甚至在不表达褪黑素受体的细胞中,扩散于胞内的褪黑素可参与细胞骨架、细胞分裂以及自由基清除等细胞基础活动的调控。对于褪黑素的生理功能,目前研究最多的是其在睡眠节律调控中的作用;研究发现,松果体分泌褪黑素呈明显的昼夜周期性,调控该过程的神经环路是:视网膜接受的光信号传入大脑昼夜节律中枢——下丘脑视交叉上核(suprachiasmatic nucleus,SCN),然后经投射神经纤维,经下丘脑视旁核(paraventricular nucleus,PVN),脊髓中间外侧细胞柱,再到颈上神经节(superior cervical ganglia,SCG)换元后发出交感神经纤维支配松果体的褪黑素分泌。而松果体分泌的褪黑素又作用于靶细胞,参与下丘脑和垂体的神经及内分泌活动的调控,进而影响昼夜节律相关的生理活动,如睡眠、体温、血压及心率变化等。

除了褪黑素以外,松果体还合成分泌其他有生物学活性的吲哚胺类物质,如 5-羟色胺(血清素)、5-甲氧基色氨醇、N,N-甲基色胺(DMT)等。它们的分泌与褪黑素一样具有昼夜周期性。

五、病理学

松果体发生的病变主要包括非肿瘤和肿瘤两种病理,松果体发生病理改变比较少见,但类型丰富。非肿瘤性病理改变包括先天发育不全、感染、血管和代谢功能异常引起的病变,比较罕见(表 1-1)。这些疾病多引起松果体的功能不全,在发育中的患者可以有性早熟的症状。

表1-1 松果体主要病理分类

先天性疾病	感染/炎症	血管性疾病	代谢性疾病	肿 瘤
发育不良	结核	血栓	Batten病(脂质沉积)	原发性
畸形	梅毒	—	Tay-Sachs病(神经鞘脂沉积)	转移性
功能减退	结节病	—	—	

松果体区肿瘤占颅内肿瘤的0.4%～1%,病理学分型比较丰富,主要的临床症状为头痛、恶心、呕吐、共济失调以及视力和精神状态改变等。松果体区肿瘤中11%～28%是松果体实质细胞来源,50%～75%是生殖细胞来源,其余仅少部分为胶质瘤、脑膜瘤(meningioma)和间叶组织肿瘤。松果体细胞来源的肿瘤中,根据细胞的分化程度可分为松果体母细胞瘤(pineoblastoma)、松果体细胞瘤(pineocytoma)和中分化瘤。乳头状瘤也属于松果体细胞来源,为具有乳头状形态,并向上皮、室管膜和神经内分泌细胞分化的上皮样肿瘤。生殖细胞来源肿瘤主要是由于松果体发育的过程中,中枢神经系统内的原始生殖细胞迁移异常导致。这类肿瘤可分为生殖细胞瘤和胚胎癌,后者又可分为体细胞瘤和胚外组织肿瘤。体细胞瘤包括成熟和非成熟畸胎瘤(teratoma)。胚外组织肿瘤是由胚外组织分化形成的滋养细胞肿瘤,如绒毛膜癌(choriocarcinoma);或者由卵黄囊分化形成的内胚窦瘤(表1-2)。

表1-2 常见松果体原发性肿瘤类型

生殖细胞源性肿瘤	松果体细胞源性肿瘤	其他细胞源性肿瘤
畸胎瘤	松果体母细胞瘤	胶质瘤
生殖细胞瘤	松果体细胞瘤	脑膜瘤
内胚窦瘤	中分化瘤	间叶组织肿瘤
胚胎癌	乳头状瘤	—
绒毛膜癌	—	—
混合性生殖细胞瘤	—	—

参考文献

1. BISWAS A, CHAUDHARI P B, KUMAR M S, et al. Primary pineal malignant melanoma-illustrated review[J]. Turk Neurosurg, 2015,25(2):201-209.

2. GHEBAN B A, ROSCA I A, CRISAN M. The morphological and functional characteristics of the pineal gland[J]. Med Pharm Rep, 2019,92(3):226-234.

3. HIRATO J, NAKAZATO Y. Pathology of pineal region tumors[J]. J Neurooncol, 2001,54(3):239-249.

4. KORF H W. Evolution of melatonin-producing pinealocytes[J]. Adv Exp Med Biol, 1999,460:17-29.

5. LOCKLEY S W. Journal of Pineal Research guideline for authors: measuring melatonin in humans[J]. J Pineal Res, 2020,69(2):e12664.

6. MACCHI M M, BRUCE J N. Human pineal physiology and functional significance of melatonin[J].

Front Neuroendocrinol，2004,25(3－4):177－195.

7. MARONDE E，STEHLE J H. The mammalian pineal gland: known facts, unknown facets[J]. Trends Endocrinol Metab，2007,18(4):142－149.

8. MOLLER M，BAERES F M. The anatomy and innervation of the mammalian pineal gland[J]. Cell Tissue Res，2002,309(1):139－150.

9. MOTTOLESE C，SZATHMARI A，Beuriat P A. Incidence of pineal tumours. A review of the literature. Neurochirurgie，2015,61(2－3):65－69.

10. SAPÈDE D，CAU E. The pineal gland from development to function[J]. Curr Top Dev Biol，2013,106: 171－215.

11. SHOJA M M，Hoepfner L D，Agutter P S，et al. History of the pineal gland[J]. Childs Nerv Syst，2016,32(4):583－586.

12. SPARKS D L. Anatomy of a new paired tract of the pineal gland in humans[J]. Neurosci Lett，1998,248(3):179－182.

13. TAN D X，MANCHESTER L C，REITER R J. CSF generation by pineal gland results in a robust melatonin circadian rhythm in the third ventricle as an unique light/dark signal[J]. Med Hypotheses，2016,86:3－9.

14. WURTMAN R J. Melatonin as a hormone in humans: a history[J]. Yale J Biol Med，1985,58(6):547－552.

第二章　经颅内镜手术原则和常用设备

一、经颅内镜手术原则

神经内镜具有广视角和近距离观察的光学优势,同时又具有鱼眼效应,同样的事物在内镜的近距离观察下可以更加清晰,但是形态不同。由于内镜近距离观察需要接近术野操作,若有不慎,镜头很易被血液污染;术野和镜头的温差还会有镜头起雾现象。内镜需要插入接近手术野,镜体的占位和镜头后端盲区也是需要加以注意的问题。另外,内镜通常认为是2D感觉,需要手术者有较长的适用过程,学习曲线更长。以上内镜的特点,使得我们在手术解剖、操作及维护等方面需要认真对待和学习,让内镜成为神经外科医师使用得心应手的有力工具,也得以极大地提高手术的效果。

神经内镜本身主要分为两种类型:一种是具有操作、吸引和灌注等通道的类型,如脑室镜和脊柱内镜;另一种是单根镜体,手术操作、吸引和冲水灌注等是在镜体外进行,如经颅内镜和经鼻内镜。前者的手术操作模式是在水环境中操作,必须要求水中没有血液等污染,通常使用持续的灌注温盐水或林格液的方法来保持术野清晰。这类手术虽然比较微创,但是要求手术中尽量无出血操作,而且操作的自由度非常局限,所以仅仅用于第3脑室造瘘术、肿瘤活检术、囊肿切除和造瘘术等相对简单的手术。而对于松果体区和脑室系统,这种复杂富血管区域的肿瘤,使用脑室镜很难胜任。虽然,已经有个别的神经外科医师探索使用脑室镜结合微型超声吸引切除上述区域的肿瘤,但是仅仅适合小型和乏血供肿瘤或囊肿切除,术中一旦出血,需要开放手术止血,常会造成严重后果,目前难以得到规模推广。不仅如此,对于恶性肿瘤水环境下手术还会造成肿瘤的种植转移。经颅内镜和经鼻内镜是在空气环境中操作,手术器械没有镜鞘的约束,手术操作自由度大,手术中也不必担心出血,止血也更加方便,熟练者甚至可以从容应对动脉瘤破裂和大血管损伤出血等复杂危机局面。目前,我们已经常规运用内镜经鼻和经颅入路进行各型神经系统肿瘤切除、动脉瘤夹闭和颈内动脉损伤修补术。内镜手术不仅完全替代了显微镜手术,而且运用的范围和领域更加广泛。在经鼻入路、幕下小脑上入路和脑室系统手术中,内镜显示出巨大的优势。下面全面介绍经颅内镜的手术原则。

(一) 经颅内镜手术的固定安装模式

1. 持镜或内镜固定模式　经颅内镜与经鼻内镜有不同特点。其中,经鼻手术的特点是：①经鼻内镜开始于鼻科医师，国外一般是鼻科医师和神经外科医师通力合作，相互配合，在熟悉鼻腔解剖的鼻科医师完成手术通道后，由鼻科医师持镜配合神经外科医师完成颅内的手术任务。鼻科医师对于颅底内镜的使用相当熟练，两者配合可以在相互尊重的基础上，达到心领神会，默契自如。国内神经外科在做经鼻入路颅底手术中通常摒弃这一合理、优秀的模式，取而代之的是神经外科自己团队的成员进行手术的全部过程；上下级医师的手术配合需要长期磨合，由于不是对等学科间的配合，上级医师在手术不顺利时难免会过度怪罪下级医师，造成相互之间的情绪波动，从而影响手术的稳定实施。由于目前国内流行划分亚专业，许多单位的经鼻颅底神经外科医师仅能进行鞍区和斜坡等可以经鼻手术的疾病，其他同科的神经外科也不能涉足经鼻内镜手术，这样经颅手术的神经外科医师就失去了神经内镜的训练机会，对神经内镜的使用就显得非常生疏，难以完成更加复杂的经颅手术。②经鼻手术的手术通道是周围的鼻甲和鼻中隔等结构，既有稳定的支撑，又有一定的柔软性和弹性，这就使得手法持镜和手术操作既有稳定的依靠又有一定的活动度，可以进行有限而灵活的手术操作。③经鼻入路的通道上主要是鼻甲和鼻中隔黏膜组织，损伤后对患者影响不太严重，而且可以自行修复。相对于经鼻内镜手术的特点，经颅内镜需要在复杂的颅内进行手术，由于内镜镜头后端的盲区，在经颅内镜手术的通道上除了 Endoport 手术外，需要特别注意保护镜头后端的神经、血管组织；经颅内镜悬空持镜没有鼻腔结构相似的支撑保护，需要稳定地持镜，对于持镜医师的心理和体力要求巨大，很难长时间胜任这项艰巨的工作。因此，需要稳定的固定系统固定内镜；同时这一固定系统还必须满足随时变换手术术野的需求。正是基于这样的原因，目前已经开发出各种类型的固定系统，常用的有固定于床旁的机械臂、电子臂和气动臂，还有与显微镜固定系统相似的可移动床旁内镜固定系统。经颅内镜正是在这样的稳定固定系统的模式下进行稳定和可以调节的精细手术操作。我们团队使用的是目前比较流行的气动床旁固定系统(简称气动臂)和机械床旁固定系统(简称机械臂)。气动臂虽然价格比较高，但是具有稳定和调节方便的优点，主刀医师可以单手调节，另一手可以继续使用器械并保持在术野；通常右手调节气动臂，左手保持使用吸引管牵拉和吸引。机械臂价格相对便宜，但是调节不便，需要双手调节；为了最大限度保持手术术野的左手暴露，只能让助手配合调节，这样就增加了手术中调节的难度，干扰手术的正常进行，需要有一定的训练，才能掌握(图 2-1)。

2. 安装固定系统　无论使用机械支撑臂，还是气动支撑臂，都应该在手术患者体位摆放和手术切口设计完成后在床旁安装支撑臂，固定在床上的固定基座必须安装可靠，否则术中滑脱会造成"镜毁人亡"的灾难发生。在安装完成后，需要严查和调试检验是否安装可靠？能否满足术中要求？支撑臂的安装需要选择在恰当的床旁位置安装，不要与蛇形臂基座有冲突。为了手术者右手调节方便，如手术患者是仰卧位，通常安装在患者右侧的床旁；如果患者是俯卧位，选择安装在患者左侧的床旁；如果患者是侧卧位或侧俯卧位，选择患者面部朝向的床旁。在反复确认可靠稳定安装完成后，需要调试确认能够在使用过程中镜头照射到手术的各个视野，也就是模拟手术过程，以防止术中固定臂不能满足手术中的要求。术前的调试和模拟非常重要，一旦消毒铺无菌单完成后，将无法再次改变支撑臂的位置，使得手术无法正常进行。当然使用与手术床分离的显微镜式的固定系统就相对简单，但是目前

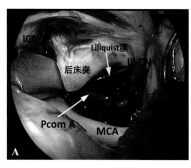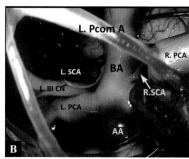

图 2-1　右侧眶上外侧-经眶入路暴露基底动脉顶端动脉瘤

术中经右侧颈内动脉外侧间隙暴露基底动脉顶端动脉瘤。可见右侧后交通动脉的众多穿
支,在穿支间分离暴露动脉瘤。在这样的区域手术,需要精准稳定地操作,避免在置入器械时损
伤镜头后端的血管和神经结构

注:AA,动脉瘤;BA,基底动脉;L.Ⅲ CN,左侧动眼神经;L. PCA,左侧大脑后动脉;L. SCA,
左侧小脑上动脉;Ⅲ CN,右侧动眼神经;MCA,右侧大脑中动脉;R. PCA,右侧大脑后动脉;R.
SCA,右侧小脑上动脉;ICA,颈内动脉;Pcom A,后交通动脉。

尚未在临床上运用。未来非常必要开发独立于手术床的集内镜固定、视频和刻录像一体化
的智能内镜系统。特别是可以被手术吸引器头端和手术操作器械头端引导的智能跟踪内镜
综合系统将是未来的发展方向。

　　3. 无菌准备、镜头锁定及录像调试　　目前普遍使用的床旁固定内镜系统(机械和气动
支撑臂),需要使用专用的无菌保护套封套好支撑臂并安装镜头固定夹,通常使用大号的内
镜固定夹,夹持住导光索接口与黑色镜尾之间粗柄处较安全可靠,将内镜固定系统的固定夹
和内镜导光索接口朝上,这样不会影响手术操作(图 2-2)。注意在安装的过程中保障安装
牢固稳定,同时不能造成保护套的破损污染。镜头的摄像导线和光源导光索需用橡皮筋固
定,防止阻挡影响操作。Storz 公司的超高清和 3D 内镜系统还具有摄像头旋转系统,就是为
了保障安装后摄像头导线不影响手术操作而设计的。这一旋转功能可以 180°翻转摄像头,
同时保持视频屏幕不变,不影响手术操作。上述工作完成后进行手术摄像调试确认,准备好
摄像刻录储存盘,需要保证储存盘具有足够的储存容量空间并与内镜系统相适配,同时备好
可以随时启用的备用储存盘,开启手术摄像功能。调节镜头白平衡、光亮度、光圈大小和焦
距,确认视频清晰,视频屏幕摆放的位置要保障手术医师方便观察,不能影响医师观察,造成
手术医师的颈椎疲劳等。等预录像完成确认可靠后,才能准备进入手术状态。对于罕见的
病例或非常重要的手术,要准备两套摄录像系统,以防一套系统失误丢失数据。许多术者不
太注意录像储存工作的准备,造成手术中不能录像,失去手术的视频记录,以致术后回顾、讨
论和学习研究资料缺失。在现代医疗的互联网时代,不宜开展没有摄录像的手术,这是一项
非常重要的工作,不应该轻视。内镜公司设置专用制式刻录盘也为这项工作带来不便,令人
遗憾。

　　4. 固定系统的使用　　手术过程中内镜固定系统的支撑臂不能有碍手术操作,内镜镜头
既要保障术野暴露清晰,又不能干扰手术操作,这就需要合理放置内镜镜头。通常使用 0 度
镜进行手术的操作,将镜体和镜头放置在手术视野的 12 点处,与术野保持一定距离,以保障
灵活操作、不易污染镜头和术野足够光亮和清晰为要求。根据手术的需要和操作的便利灵

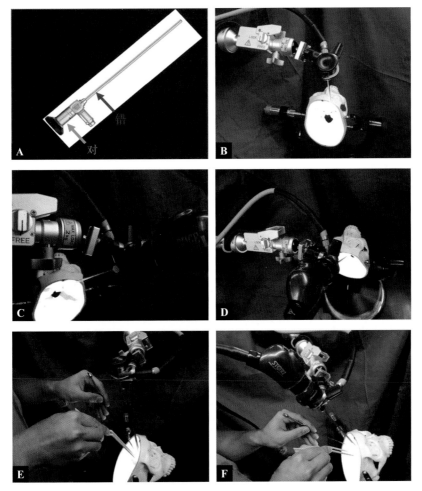

图2-2 内镜固定架的正确使用方法

A. 指示固定架夹持镜体的正确和错误的部位；B～F. 为夹持和术中操作的模型演示图
（引自：张晓彪，李文生. 内镜导航微创神经外科手术学. 上海：复旦大学出版社，2019. ）

活调节内镜。在使用操作器械时一定要注意尽量让手术器械与内镜平行，相当于脑室镜的同轴操作；当然与脑室镜的同轴操作不同，自由度更大，只是相对平行放置器械，只有这样才能完成复杂手术。在幕下小脑上入路中内镜镜体通常紧贴天幕，这样可以避免过度占位和内镜镜头被血液污染。

（二）经颅内镜的合理使用方法

1. **充分的手术空间** 内镜不同于手术显微镜，必须伸入手术视野才能方便术者进行手术。如果没有足够的手术空间，内镜镜头就会被周围结构、水和血液污染，同时内镜还会和手术器械相互干扰，无法进行操作。锁孔入路无论在显微镜，还是内镜，都需要有充分的脑组织塌陷，以获得足够的手术空间。众所周知，颅腔内容物有脑神经组织、血管和血液、脑脊液。在神经外科开创之初，直接切除脑组织和牵拉脑组织，以便获得手术的空间。显微外科时代，特别是微创锁孔时代，这一巨创的手术方法已经不合时宜，取而代之的是通过手术体位、麻醉和释放脑脊液的方法获得自然的手术空间。其中释放脑脊液的方法是最为安全和持久有效的方法。目前,释放脑脊液的方法有4种:术前腰大池穿刺引流脑脊液、术中侧脑室穿刺引流、终板造瘘和术中脑沟脑池开放引流。术前腰大池穿刺引流的方法行之有效,通常在麻醉后,穿刺腰大池直接释放30~50 ml脑脊液,然后接引流管备用。侧脑室穿刺引流,在严重脑积水时比较实用,但是需要延长或再增加切口,同时增加感染和出血概率。目前比较常用的是通过脑沟脑池和第3脑室终板造瘘的方法。

综合运用科学的体位、现代神经麻醉和释放脑脊液,通过颅内脑组织减容、血管收缩、释放脑脊液和脑组织重力下陷的综合方法,得到最好的效果。具体方法如下:首先在插管麻醉后立即使用20％甘露醇250 ml(极端情况下如蛛网膜下腔出血,可以用至500 ml)以减少脑组织的水分;固定头位后上半身和头部抬高30°,这样可以增加颅内静脉的回流,减少颅内血液成分;动脉血气CO_2分压保持在25~28 mmHg,这样使得动脉收缩,减少血液成分。保持深度麻醉,尽量使用静脉麻醉,可以避免吸入麻醉导致血管扩张。通常上述措施采用后,颅内压(intracranial pressure,ICP)会有效降低。在开颅完成后,触摸硬脑膜可以感受到比较松软,这时可以切开硬脑膜,利用有限的空间,释放脑池中脑脊液(cerebrospinal fluid,CSF),进一步降低ICP,重力塌陷脑组织。为了获得更大的手术操作空间,眶上外侧入路还可以进一步切开终板释放第3脑室内CSF,更加降低ICP,获取充分的手术操作空间。在微创锁孔入路中,优秀的手术体位必须考虑利用脑组织的重力下陷。比如,后纵裂入路时,手术入路侧处于下方,可以使得脑叶自然塌陷;乙状窦后入路的侧卧位时小脑塌陷;幕下小脑上入路中坐位和侧俯卧位都有利于小脑塌陷。当然,翼点入路等前方入路的仰卧位有利于额叶的塌陷是最容易理解的。

采用脑压板牵拉脑组织只能短时间获得手术空间,长时间的牵拉势必会造成脑组织的损伤,形成脑内血肿等严重后果。只有在通过上述方法取得了自然的手术空间,神经外科医师才可以在对脑组织无牵拉的前提下进行从容和细致的手术。

2. **正确的脑保护技术**　神经内镜需要近距离观察视野,镜头后端的区域是手术的盲区,如果不注意对此区域进行保护,将会造成这一区域脑组织、神经和血管的损伤,产生严重的不良后果。为了很好地保护镜头后盲区的脑组织,我们通常在这部分脑组织表面先覆盖一层乳胶手套皮,然后加盖一层脑棉。手套皮很光滑,可以在脑表面根据需要自由移动;为了防止过度滑动,加盖一层脑棉后可以起到相对固定作用,这样既保留了手套皮对脑组织的保护和滑动性,又避免了不必要的滑动。除此之外,更加重要的是,在放置手术器械时须小心放置;熟悉者通常可以顺利放置,但是生疏者就很难做到这一点。为了防止放置手术器械时损伤相关结构,可以在肉眼直视下小心置入手术工具。任何工作都有一个从生疏到熟练的学习过程,随着日积月累的训练和实践,将会熟悉和适应这样的操作。即使如此,在非常重要的区域,比如颈内动脉和视神经之间的间隙(所谓的第二间隙),稍有不慎将会造成灾难性后果,即使技术非常熟练者,也是需要在直视下小心置入和移动器械。

3. **镜头起雾和污染的处理**　内镜镜头起雾和污染会阻挡手术视野,是内镜最被诟病的劣势。镜头起雾为颅内外的温差造成的,可以使用镜头防雾剂或者温盐水浸泡镜头和冲洗镜头;另外,持续的吸引也可以消除气雾。通常随着手术的进行,内镜镜头的温度达到颅内的温度,很快这一现象就会消失。比较麻烦的是血液对镜头的污染,这一情况在鼻腔手术中更加严重。导致这一现象的原因主要是术中鼻黏膜出血,在狭小的空间中血液容易污染镜头所致。经颅手术由于空间相对于鼻腔更大,受到污染的机会要比鼻腔小得多。即使如此,手术中仍然不能完全避免镜头的血液污染。减少这一现象的唯一方法就是术中认真止血和小心合理放置内镜。在幕下小脑上入路中镜体紧贴天幕放置可以避免这一情况的发生。在术中使用显微磨钻或超声吸引,飞溅的骨屑和雾气会造成镜头的持续污染。对于内镜镜头出现污染时,一般通过温盐水反复冲洗镜头即可。有时冲洗无效,必须使用湿纱布轻轻擦拭镜头。在使用磨钻和超声吸引时,将镜头适当后撤,可以减小污染的机会;间断冲水清洗镜头更加重要。

我们曾经在经鼻手术中遇到汹涌的海绵窦出血和剧烈喷射的颈内动脉出血,对于这种危机,必须果断反应和迅速控制。我们在经鼻手术中常常会在术野的下方放置一块脑棉片,以便上述情况发生时立即使用脑棉堵压止血,然后根据情况再进行相应的处理。复旦大学出版社 2019 年出版的《内镜导航微创神经外科手术学》曾经对经鼻入路止血做了专门的介绍。当时对于颈内动脉出血主要是使用肌肉覆盖加纳吸棉和碘仿纱条压迫的简单快速方法,现在我们增加了精准使用动脉瘤临时夹阻断出血近远端动脉后,采用电凝或缝合止血的方法;然后再使用肌肉覆盖伤口＋Surgicel＋碘仿纱条压迫。海绵窦出血使用明胶海绵止血效果很好。在颅内动脉出血时,用力加压的方法会造成脑神经结构的损伤,不建议使用。应根据不同的情况采取不同的方法。常见的动脉瘤夹闭术,内镜下动脉瘤提前破裂时与显微镜下不同,由于喷射的血液会立即污染遮挡内镜镜头,这时就需要快速反应,立即冲水清洁镜头并快速吸引暴露破口,低功率滴水双极电凝破口止血后,进一步暴露载瘤动脉并临时阻断,充分分离暴露动脉瘤,电凝塑形后夹闭瘤颈。对于动脉上小分支撕断的出血,使用小片肌肉加压在出血口＋小片 Surgicel 覆盖＋生物蛋白胶固定,这样不但可以有效止血,还能保留动脉的正常功能。颅内静脉窦破裂同样可以采用流体明胶注射、明胶海绵和肌肉压迫止血。遇到动静脉出血,术者必须保持心理稳定,有效吸引和冲水,保持术野清晰,然后顺利进行止血。

(三) 结语

在掌握安装、固定和正确使用内镜的前提下,我们才能很好地运用内镜,在内镜下进行各种吸引、剪、切、缝、分离、电凝及磨钻等各种手术的操作,将肿瘤顺利切除,同时最大限度保护正常神经血管等结构。神经内镜下手术毕竟是新的外科技术,需要多实践、多总结,不但是熟练运用,还要智慧运用,将内镜的最大优势充分发挥出来,尽最大可能克服内镜的不足之处。克服现有内镜及其固定系统不足研发出更加先进的内镜及其固定系统也是非常重要的方面,这需要外科医师提供可靠的实践经验,才能让内镜研发得到更快的进展。

二、经颅内镜的常用设备

经颅内镜手术操作除了内镜系统本身与显微镜系统有区别外,大多数的手术方法是可以通用的。由于内镜的广视角特点,有些区域内镜可以暴露,但是常规的显微镜下手术的器械不能到达和操作,这就需要头端带角度的手术器械。另外,显微镜下常常使用枪刺状手术器械,以避免操作中外科医师的手阻挡显微镜光线和视线。内镜不存在这样的问题,可以运用直型的器械。松果体区是颅脑最中心的部位,手术的路径较长,如果采用中线旁幕下小脑上入路,手术路径更加延长,术中必须准备各种长度和头端带角度的手术器械,特别是双极电凝镊。通常的手术设备介绍如下。

(一) 内镜系统

主要包括内镜主机、摄像头、冷光源、电视屏、刻录机(数据管理系统)、各型号的镜体及导光索冲洗吸引泵等。其中 0°直径 4 mm、长度 18 cm 的内镜镜头为标准的镜头,术中可以运用同样直径和长度的 30°或 45°镜头进行多角度的观察和操作(图 2 - 3)。

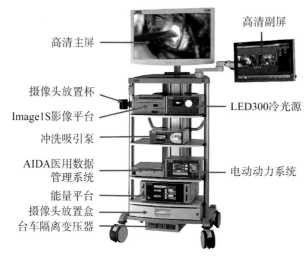

图 2 - 3 高清内镜系统台车

将内镜的各个部分整合集成在台车上便于移动和避免设备的损坏,同时节约占地空间和保持手术室美观整洁。其中高清副屏不但可以同时显示手术图像,还可以作为电脑一样进行患者信息的输入、录像资料的储存、复制和整理等系列工作

由于经颅内镜手术中各种手术体位的变化较多,为了使得手术主刀医师、助手等能够便利观察手术视频,单纯台式的高清屏难以满足要求,加装吊臂式的高清屏非常必要,这样可以便于外科医师观察和减少颈椎的疲劳。

(二) 导航系统

神经导航系统在松果体区肿瘤手术中的作用不可忽视。主要有以下几个方面:①精准定位横窦和窦汇,设计手术切口,最大限度保持微创切口;②手术体位的调整,导航可以在术前模拟手术方向,设计最佳的手术角度,调整好手术体位,保障手术的安全和舒适实施;③在中线旁入路中引导手术的方向,避免迷路;④在中脑和丘脑肿瘤切除时定位肿瘤的位置、了解手术的深度、肿瘤切除程度等。内镜结合神经导航可以使得手术更加精准微创,高效安全。目前,复旦大学研发生产的神经外科手术导航系统已经运用于神经外科的各类手术中,具有精准和高性价比的优势。导航系统包括导航车、观察车、参考架及探针等设备(图2-4)。

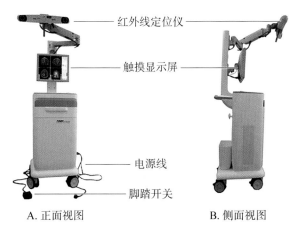

A. 正面视图　　　　　　　　B. 侧面视图

图 2-4　复旦数字医疗 excelim-116 神经外科手术导航系统的导航车

(三) 手术床和 Mayfield 头架固定系统

内镜经颅手术通常都是微创锁孔入路,需要特别的手术体位保障手术的实施。幕下小脑上入路切除松果体区肿瘤的手术体位常常使用侧俯卧位。该体位较以往的坐位更加安全、便利和舒适。摆放这些手术体位需要专用的神经外科手术床和 Mayfield 头架。

(四) 超声多普勒监测仪

经颅内镜手术中超声多普勒可以监测重要的动脉和静脉窦。在动脉瘤夹闭术中,了解载瘤动脉的通畅情况是常规的步骤,超声多普勒可以非常便利地探测载瘤动脉的血流情况。行松果体区肿瘤手术,常常使用坐位和侧俯卧位,这样的体位静脉压较低,有时不能看到已经暴露的静脉窦,此时可以采用超声多普勒探测仪进行探查,以此防止误伤静脉窦。当然大多数情况下,侧俯卧位时,能够看到静脉窦,只是在头位和上身过度抬高时,才可能出现静脉压太低,而无法辨认静脉窦。

(五) 电生理检测仪

电生理监测是现代神经外科手术中必备的手段,这一点已经成为共识。松果体区肿瘤常常侵犯中脑和丘脑,手术中电生理监测对于手术的安全实施非常必要。

(六) 开颅钻和微型磨钻

开颅钻和磨钻有电动和气动两种,前者使用方便,不受气源影响。后者动力更加强劲,但需要稳定的氮气作为气源。包括钻孔、切骨铣刀、冲水微型磨钻及各种切割和金刚钻头(图 2-5～2-10)。

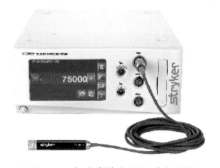

图 2-5　电动磨钻主机和动力手柄

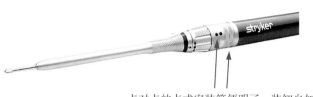

点对点的卡式安装简便明了，装卸自如

图 2-6　磨钻附件安装于动力手柄

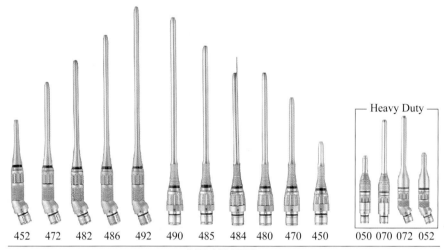

5407-120-XXX

图 2-7　各型磨钻附件(或称为手柄)

短直型手柄主要用于表面颅骨的钻孔和打孔，具有简单耐用的特点；角度手柄用于深部显微操作，在显微镜下不挡视野，在内镜手术中也不干扰镜头，但是由于内部结构复杂，容易损坏。手柄长期使用会有组织碎屑和血液的卡塞，造成磨钻容易发热和磨损，需要术后常规清洗维护保养

A. 切割头　　B. 超粗头　　C. 粗糙头　　D. 光滑头　　E. 微型光滑头

图 2-8　各型磨钻头

磨钻头不但头端直径、长短和粗细具有差异，头端的设计更加丰富。切割钻头比较锋利，具有削铁如泥的功效，但是在重要区域比较危险；金刚钻头相对安全，主要用于重要区域的骨质磨除，相对效率低，易产热，需要同时冲水降温。金刚钻头根据表面钻石颗粒的突出程度分超粗型、粗糙型和光滑型，效率依次下降，但安全性相应增加。根据手术需要，选用不同型号和大小的钻头，将会起到科学合理的效果。在表面颅骨开颅钻孔使用直型手柄和直径 5～6 mm 的切割钻头，骨缘打孔选用 1 mm 切割钻头或铣刀钻头安装于适配的手柄。内听道后壁的切除，首先选用 3～4 mm 切割钻头或超粗金刚钻头，磨除大多数骨质后换用 3 mm 的粗糙金刚头；最后使用 1.5～2 mm 的光滑金刚头磨除剩余的骨质，以免损伤内听道内神经组织

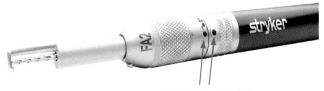

点式装卸一目了然

图 2-9 铣刀安装于动力手柄

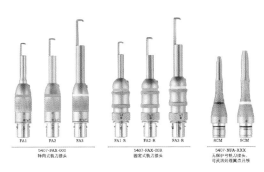

图 2-10 各型铣刀附件

包括含有保护弓的铣刀附件比较安全,无保护弓附件比较危险,在个别区域操作,也可以用于骨缘打孔,需要非常小心使用

(七) 超声外科吸引系统

超声外科吸引系统(cavitron ultrasonic surgical aspirator,CUSA),简称超声刀,其工作原理是在作用于软组织时,通过一定频率(25～34 kHz)的超声波,使组织中液体所含的微小气泡产生剧烈反应(空化效应),从而实现组织的碎裂,同时由该系统自带的负压吸引器吸除碎裂组织。因此,超声外科吸引系统可对含水量较高的组织进行移除,如肿瘤切除;而又因其对含水量较低的组织不敏感,如血管,恰好变相起到了保护作用。依托"切软不切硬"这种天然的组织选择特性,CUSA 现今在神经外科得到了广泛的应用。

另外,CUSA 还可以切除骨组织,此时主要利用其机械效能,即通过高速(每秒 25～34 k次)物理微振幅(70～300 μm)震荡来对骨性结构等硬组织进行切割或打磨,外科手术中如神经鞘、脊膜、血管壁等软组织因其细胞结合度高、弹性极高而具有一定韧性,在接触到骨性超声刀头时,会随着刀头做弹性共振运动而不破损。"切硬不切软",这是 CUSA 的另一特性。

CUSA 在锁孔肿瘤手术中发挥非常大的作用,可以方便地将各种软硬的肿瘤雾化后吸除,最大限度减少肿瘤体积,为进一步分离肿瘤和切除肿瘤提供先行者的角色。在神经鞘瘤、脑膜瘤和胶质瘤等肿瘤的手术中普遍运用,大大提高手术效率的同时减少对肿瘤的牵拉移动,以及减少这种移动对周围结构的间接损伤。CUSA 有主机、各型手柄、各种超吸头、冲水管和吸引管及控制脚踏等(图 2-11～2-13)。

(八) 单、双极电凝系统

包括电凝主机、各型双极电凝镊、控制脚踏。在松果体区这样深部重要区域的手术,需要准备各种滴水、加长和多角度的双极电凝镊。如果在众多静脉区域电凝，使用头端三面绝缘的陶瓷双极电凝镊，可以避免因电凝而损伤不需要电凝的静脉。

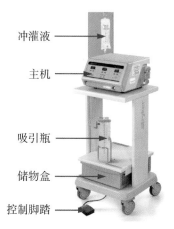

图 2 - 11　主机系统台车

包括台车架、主机、冲洗灌注和吸引系统，是一个集成整合的 CUSA 系统，使用时移动方便，占地空间节约，手术室表观整洁

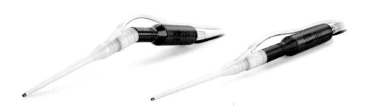

图 2 - 12　通用弯角和直型手机 (25 kHz)

可以进行软组织消融和骨切除，搭配多种软硬超声刀头，广泛运用于各类手术。手机有不同长短的型号选择，根据手术术野深浅的需要选用

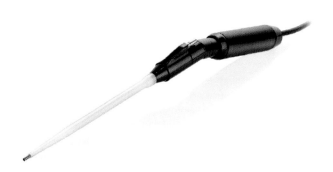

图 2 - 13　高频弯角手机 (34 kHz)

推荐用于特别软及浅表的病灶组织，或者接近于关键结构如运动中枢的病灶组织

（九）常用各型显微剪刀、显微吸引管、剥离仔、剥离刮圈、肿瘤抓取钳

有别于显微镜下手术，内镜下手术有广视角和带角度的观察优势。手术时需要带角度的各种相关的上述器械进行分离、吸引、剪切及电凝等相关的操作，才能有效完成手术。

手术的实施不但要有精湛的技术，还需要有力的武器，所谓"工欲善其事，必先利其器"，就是这个道理。神经内镜系统只是单纯的照明、放大、观察和摄录像工具，如果没有相关设备的协助，只能对所观察到的事物"望洋兴叹"，只有通过上述相关设备的合理运用，才能真正做到可视性、可操作性、可控制性和可观赏性，把神经内镜系统用好和用活，真正成为神经外科医师服务于患者的有力武器。

参考文献 ··

1. 张亚卓. 神经内镜手术规范化培训教程［M］. 北京：人民卫生出版社，2018.
2. 张晓彪，李文生. 内镜导航微创神经外科手术学［M］. 上海：复旦大学出版社，2019.

第三章　神经外科手术麻醉概述及松果体区肿瘤手术麻醉

一、麻醉系统安全

就目前而言,麻醉仍然是外科的保障学科,应与外科构建和谐协作、相辅相成的关系。

麻醉学是现代医学的重要组成部分,包括临床麻醉、危重患者的监测治疗、急救复苏、疼痛治疗、教学及科研等。麻醉的实施和发展离不开健全的医疗质量保证体系和各项麻醉相关核心技术的掌握与运用。神经外科手术室应具备可视化麻醉技术、血气分析及神经电生理监测等仪器,并能满足术中唤醒、危重患者抢救、心肺脑复苏等对人员、设备和药品的要求。

二、神经外科手术麻醉要点

(一) 麻醉用药与技术的影响

脑血流量(cerebral blood flow,CBF)等于脑灌注压(cerebral perfusion pressure,CPP)除以脑血管阻力(cerebral vascular resistance,CVR)。CPP 为颅内平均动脉压与平均颅内压之差。颅内平均动脉压难以测量,一般以体循环平均动脉压(mean arterial pressure,MAP)代替;CVR 代表毛细血管前小动脉对压力或代谢产物浓度变化产生收缩和舒张反应的能力。CVR 的调节受内在与外来因素的影响,内在因素包括化学调节、肌源性调节(自动调节)、血液黏度效应,外来因素包括在麻醉过程中使用的血管活性药物和麻醉药物。

静脉麻醉药中除氯胺酮外,绝大多数具有剂量依赖性地降低 CBF 和脑氧代谢率(cerebral metabolic rate for oxygen,$CMRO_2$)作用,并降低颅内压(intracranial pressure,ICP);降低 CBF 和 ICP 的作用与抑制脑电活动和降低 $CMRO_2$ 有关;不影响脑血管自动调节功能和对二氧化碳的反应。

氟化类吸入麻醉药增加 CBF,增高 ICP,降低 $CMRO_2$;可损害脑血流的自身调节功能,但可较好地维持脑血管对二氧化碳的反应性。氟化类吸入麻醉药对脑血流的影响随脑区域的不同而不同。其对脑血管的直接作用表现为脑血管扩张作用。动物实验证实,随着吸入麻醉药剂量的增加,脑血管的扩张越来越明显;不同药物的血管扩张作用程度有所不同,氟烷>异氟烷>地氟烷>七氟烷。具体机制为直接作用于脑血管平滑肌,扩张血管,降低脑血管阻力,增加脑血流;另一方面,通过流量-代谢耦联机制,降低脑代谢,从而收缩脑血管。择期行非颅脑手术者,使用七氟烷 0.5 最低肺泡有效浓度(minimum alveolar concentration,MAC)或 1.0MAC 维持麻醉,在维持一定的 MAP 的前提下,通过经颅多普勒超声监测发现,脑血流速率与清醒时相比均明显降低。七氟烷较异氟烷能够更好地维持脑的自身调节。117 例幕上肿瘤患者手术期间,保证相同的麻醉深度与过度通气的条件下,比较丙泊酚、异氟烷与七氟烷对 ICP 的影响。结果证实虽然七氟烷与异氟烷相比 ICP 变化程度接近,但就脑血流自身调节作用和对二氧化碳反应而言,七氟烷较异氟烷更好,而硬脑膜张力在过度通气前与过度通气之后,七氟烷较异氟烷降低明显。观察丙泊酚和七氟烷麻醉对颅内占位患者颅内压的影响,发现吸入七氟烷与静注丙泊酚维持麻醉时相比,七氟烷不会引起颅内压的显著升高。很多研究还证明,七氟烷对脑缺氧损伤具有保护作用。七氟烷进行控制性降压时,能降低脑代谢,使脑组织氧供和灌注良好,且能很好地维持脑的能量代谢,不产生乳酸堆积,脑内氧自由基代谢正常。另外,七氟烷较异氟烷清醒和恢复更快,对老年人术后早期认知功能的影响更小。

吸入麻醉药 N_2O(笑气)直接舒张脑血管,使 CBF 增加和 ICP 升高,并轻度增加 $CMRO_2$,但不影响脑血管对二氧化碳的反应;与挥发性氟化类麻醉药合用时,CBF 增加更明显;与静脉麻醉药合用,或过度通气时,可减轻或完全消除其血管舒张作用;需要引起注意的是其有加重气颅的可能。

肌松药:对 CBF 和 $CMRO_2$ 无直接影响,因其不能跨过血脑屏障;可因影响血压或心率(如泮库溴铵)而改变脑血流动力学参数,间接影响 CBF 和 $CMRO_2$;琥珀酰胆碱可引起 CBF 和 $CMRO_2$ 增加,ICP 升高,但作用短暂。

血管收缩药:苯肾上腺素、肾上腺素和去甲肾上腺素因不能跨过血脑屏障,对脑血管无直接作用,但可增加脑灌注压,间接使 CBF 增加。

血管扩张药:硝普钠和硝酸甘油可使 CBF 增加和 ICP 升高。应用 β 阻滞剂时,如能维持脑灌注压,则对 CBF 及 ICP 的影响很小。

麻醉技术的影响:机械通气通过降低动脉血二氧化碳分压(partial pressure of carbon dioxide in artery,$PaCO_2$)使脑血流量减少,降低 ICP,是临床上最常用的降低 ICP 的方法。低温可减轻脑水肿和降低 ICP。

(二) 麻醉的实施

神经外科手术麻醉需特别注意两点:ICP 和脑氧供需平衡。控制 ICP 即维持稳定的颅内压,或通过物理和药物手段降低已经升高的 ICP。已经存在颅内高压的情况下,应在开颅减压前避免血压过度降低,可通过血管活性药物维持血压在基础水平。在有条件的情况下,可同时监测 ICP 和有创血压,目标平均主动脉压-脑内压(MAP-ICP)>60 mmHg。

1. 神经外科麻醉的基本原则　提供足够的脑组织灌注及氧供,以维持合理的 CPP 水平及避免低氧血症为主要目标。控制 ICP:在颅腔封闭时,积极控制 ICP,维持合理的 CPP,避免脑组织充血或脑缺血;在颅腔开放时,提供“松弛”的脑,创造良好的手术条件。麻醉全过程力求血流动力学平稳,无呛咳躁动。尽快苏醒以利于进行神经功能的评估,这有赖于合理的麻醉方案、稳定的内环境,并避免术后颅内高压或颅内出血。

2. 麻醉访视和评估　除常规访视内容外,还需重点了解如下内容:具体诊断和外科手术方式;气道和饱胃评估,以助决定诱导方案;了解术前神经系统用药,如脱水药物、抗惊厥药物、皮质醇激素等,保证用药合理性和连续性;神经系统功能的评估,以助判断术后短期苏醒的可能。预测术后苏醒延迟需要通气支持的因素包括:格拉斯哥昏迷量表(Glasgow coma scale,GCS)<8 分;术前 ICP 升高;肿瘤较大、肿瘤部位影响意识或手术创伤可能造成意识障碍等。

3. 麻醉药物的选择　如前所述,除氯胺酮外,静脉麻醉药、镇痛药均降低 CBF 和 $CMRO_2$,对 ICP 无不利影响。所有吸入麻醉药均可导致剂量依赖性的脑血管扩张,从强到弱依次是氟烷、异氟烷、地氟烷、七氟烷。当 ICP 持续升高,或手术野持续紧张时,应停用吸入麻醉药,改用静脉麻醉药。琥珀胆碱仅引起 ICP 短暂轻微升高,在急诊神经外科手术中更不明显,可用于快速序贯诱导。

4. 体位　神经外科手术可能因为手术需要摆出很特殊的体位,麻醉医师应协助外科医师安放体位,关注该体位对气道、胸廓顺应性、回心血量和静脉通路通畅性的影响,对外周神经和眼球是否产生压迫,是否增加深静脉血栓形成(deep vein thrombosis,DVT)和空气栓塞的发生率。导致 DVT 和/或肺栓塞(pulmonary thromboembolism,PTE)的三要素包括静脉损伤、血流淤滞、高凝状态,而神经外科手术患者则具有肿瘤、脱水、长期卧床、肌松制动等危险因素。长时间手术,建议使用下肢间断充气加压装置,以预防血栓栓塞。

由于神经外科医师在患者头部操作,患者头面部被敷料覆盖,麻醉医师通常无法直接观察气道,因此气道管道稳妥固定十分重要。应在体位放置完毕及正式消毒前反复确认呼吸回路和气管导管的连接和无张力,建议在气管导管和“Y”形接口之间放置弹性的可伸缩的延长管,给头部移动预留一定余地,并规定外科医师在搬动头部前必须事先通知麻醉医师,便于在搬动时对气道进行监管。

5. 监测　除常规监测外,绝大部分神经外科手术时间比较冗长,建议穿刺置入桡动脉导管直接测压,酌情监测各种自发或诱发脑电图[包括脑电双频指数(bispectral index,BIS)]及爆发抑制和脑氧饱和度。坐位手术,需重点防治空气栓塞,包括上腔静脉系统置入中心静脉导管并持续监测中心静脉压、放置 TEE 探头或食管/心前区听诊器、提醒外科医师要良好地覆盖创面、采用下肢加压包扎联合血管收缩药物保证充分的回心血量等。常规监测中心体温。低体温的危害包括寒战,舒适度降低;麻醉苏醒延长,术后恢复时间延长;增加心血管并发症,影响凝血功能,增加伤口感染。保温措施包括液体加温、保温毯、充气式升温机及静脉输注复方氨基酸等。

6. 麻醉诱导　全麻诱导力求快捷平稳,防止高碳酸血症和低氧血症,适度过度通气有利于降低 ICP;采用静脉诱导;使用辅助麻醉药物将气管插管引起的心血管反应降低到最低程度。

7. 麻醉维持　维持平稳的麻醉,避免呛咳和高血压;针对急性神经系统损伤患者,应维持血压在正常高限或高于正常;择期手术如需要低二氧化碳血症,$PaCO_2$ 一般不低于 30 mmHg,特殊情况下不应<25 mmHg,且在关闭硬脑膜前升高 $PaCO_2$,以尽量减少颅内残

余气体;甘露醇常用剂量是 1 g/kg,如能有效地降低 ICP 或改善手术暴露,可重复使用;如无效或血清渗透压达到 320 mmol,则不用,也可合用襻利尿剂和渗透性利尿剂。使用节血技术,特别是科学合理的成分输血。维持正常体温,高体温增加氧耗,特别是损害颅脑的氧供和氧耗平衡。术中"紧张脑"(脑水肿、脑肿胀及 ICP 突然增加)的处理(表 3-1)。

表 3-1　术中"紧张脑"的处理

原　　因	处　　理
低氧血症和/或 CO_2 蓄积;麻醉过浅;术中脑压板长时间压迫;体位不当;颈静脉回流受阻;血管扩张;气道不通畅;输血补液过多;麻醉药物或术中用药不良反应;脑内出血、硬膜外血肿、巨大肿瘤和严重的脑外伤等	先纠正潜在的原因,再对症处理:抬高头部,改善静脉回流;过度通气;停用吸入麻醉药,使用静脉麻醉药加深麻醉;使用非去极化肌肉药;适当利尿;外科减压,如清除颅内血肿、释放脑沟脑池脑脊液或脑室引流,清除挫伤坏死的脑组织等

8. 液体管理的原则　维持正常血容量,避免血清渗透压下降。在血容量显著下降的情况下,建议联合输注等张晶体液和胶体液。在严重脑损伤时,可考虑使用高张液体,降低脑水含量以降低 ICP 和提供脑松弛的同时,维持血流动力学稳定和脑灌注压。需要注意的是,患者是一个整体,而非仅仅是脑,也就是说还需考虑心、肾、肺、肝等脏器组织的灌注。浅低温(32～34℃)可减轻脑和脊髓缺血性损伤后神经系统的损伤,所以可用于脑血管手术,特别是动脉瘤手术时临时阻断载瘤动脉(图 3-1)。

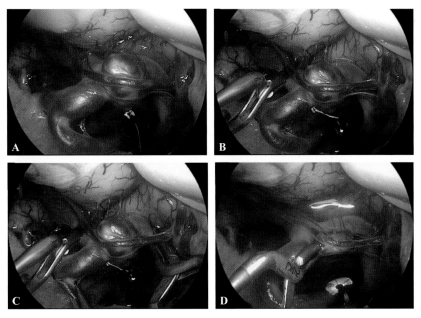

图 3-1　右侧大脑中动脉动脉瘤术中载瘤动脉阻断

术中开放外侧裂暴露大脑中动脉分叉处动脉瘤,一根小分支动脉紧紧粘连在动脉瘤表面(A);先阻断 M_1(B);然后阻断两支 M_2(C);夹闭动脉瘤后取出临时阻断夹后,用 mini 夹夹闭动脉瘤,紧紧粘连在动脉瘤表面的小分支动脉保留完好(D)

9. **麻醉苏醒** 勿在拆除头架前苏醒。苏醒期,建议最后停用瑞芬太尼,或者在包扎头部时静脉注射利多卡因 1.5 mg/kg;一般情况下,术毕均应唤醒患者以帮助外科医师判断是否存在神经并发症并拔管送返病房或监护室;最好在意识和气道保护性反应恢复后拔除气管导管。以下情况可以保留气管导管,进一步呼吸支持治疗:术前预测患者术后无法迅速苏醒者,如大面积脑挫伤、脑疝形成者等;手术时间冗长,手术困难;出血多,术毕血流动力不稳定;手术中出现严重并发症,如空气栓塞、严重心血管事件等;手术无法解决颅内高压者。如预计能够苏醒但延迟 1 h 以上无法用麻醉药物解释或术毕观察期间出现瞳孔不对称变化等,应立即通知外科医师,排查神经系统并发症,必要时协助送往 CT 室等进行下一步诊断和治疗。

(三) 松果体区肿瘤手术麻醉注意事项

松果体区上方是胼胝体压部,下方是中脑四叠体,后下方与小脑蚓部毗邻,前方是第 3 脑室后部。松果体区肿瘤症状体征因解剖位置压迫和分泌功能改变而不同。压迫第 3 脑室,导致中脑导水管狭窄或阻塞,出现梗阻性脑积水和颅内压增高,常需在术前行脑室外引流、第 3 脑室底造瘘或脑室腹腔引流(VP 分流);压迫四叠体,出现眼症、眼球活动障碍、瞳孔大小改变;压迫四叠体、内侧膝状体,出现耳鸣、听力下降;累及小脑蚓部,出现躯体共济失调,步态不稳;累及丘脑、下丘脑,出现尿崩、嗜睡;由于松果体分泌褪黑素,对性发育有抑制作用,如果松果体分泌褪黑素的功能下降将导致性早熟。术前可能伴有高钠血症,是由于尿崩症并限水而导致,应进行针对性治疗。仅仅根据体重和年龄使用麻醉药物会导致血液动力学显著波动,应辅助使用心血管药物或实施分级靶控输注麻醉诱导。若行肿瘤切除术,通常为经幕下小脑上入路或经枕经天幕入路,由于手术可能影响丘脑和中脑,术后苏醒可能受影响。男性儿童的松果体区生殖细胞瘤常常转移到下丘脑,术中发生尿崩可能性不大,但应做好准备,必要时持续输注垂体后叶素,酌情增加输液量,测定血电解质水平以指导电解质的补充。

松果体区肿瘤位于颅脑的中心部位,无论采取什么手术入路,都需要充分的脑组织塌陷,如果采用幕下小脑上入路就需要小脑塌陷,才能有合理的手术通道,顺利到达手术区域并实施手术。在手术切开硬脑膜前,需要外科医师确认脑压是否较低,是否能够安全和顺利切开硬脑膜;如果脑压高,贸然切开硬脑膜,会造成小脑膨出损伤。通过一定深度的麻醉、使用脱水剂和过度通气,可以达到外科医师需要的脑压水平,安全切开硬脑膜。在切开硬脑膜后可以获得适度的小脑下陷空间,安全进入四叠体池,释放脑脊液后小脑会继续下陷,这时就可以获得充分的手术空间,此时停止过度通气。在平稳的麻醉状态下,拥有充分的手术空间可以让手术安全从容地进行。

三、总结

神经外科手术复杂程度高、危险性大,围手术麻醉期各相关科室应加强沟通交流;麻醉力求平稳、脑松弛,以保障手术空间要求的同时,患者生命体征稳定,利于外科医师在狭小而复杂区域实施手术。必要时,术中呼气末二氧化碳分压(end-tidal carbon dioxide tension,$ETCO_2$)维持在28 mmHg,关闭脑膜前调高至35 mmHg以上;深麻醉时血压降低,使用血管收缩药维持血压;除特殊手术外,间断或持续输注肌松药,绝对制动;在卸下三钉头架前不能苏醒,有策略和平稳地拔除气管导管,以免患者呛咳和躁动,造成血压升高致颅内出血。总之,安全有效的麻醉是手术成功的重要保障,需要神经外科医师和麻醉科医师相互配合和交流,真正体现团队精神,才能共同顺利确保术中和术后的安全。

参考文献

1. DALLIER F,DI ROIO C. Sitting position for pineal surgery:some anaesthetic considerations[J]. Neurochirurgie,2015,61(2-3):164-167.
2. MILLER R D,COHEN N H,ERIKSSON L I,et al. Miller's anesthesia[M]. 8th ed. Philadelphia:Elsevier,2015:2158-2199.
3. JELLISH W S,EDELSTEIN S. Neuroanesthesia[J]. Handb Clin Neurol,2014,121:1623-1633.
4. LINDROOS A C,NIIYA T,RANDELL T,et al. Sitting position for removal of pineal region lesions:the Helsinki experience[J]. World Neurosurg,2010,74(4-5):505-513.
5. NIEMI T,TANSKANEN P,RANDELL T. Anesthesia[M]// LEHECKA M,LAAKSO A,HERNESNIEMI J. Helsinki microneurosurgery basics and tricks. Balgheim:Druckerei Hohl GmbH and Co. KG,2011:45-67.
6. PASTERNAK J J,LANIER W L. Neuroanesthesiology update[J]. J Neurosurg Anesthesiol,2018,30(2):106-145.
7. PASTERNAK J J. Neuroanesthesiology update[J]. J Neurosurg Anesthesiol,2019,31(2):178-198.
8. PRABHAKAR H,MAHAJAN C,KAPOOR I. Anesthesia for minimally invasive neurosurgery[J]. Curr Opin Anaesthesiol,2017,30(5):546-550.

第四章 松果体区肿瘤

一、概述及手术简史

松果体位于胼胝体压部的下方、中脑四叠体的上方、小脑蚓部前方和第 3 脑室的后部，直径 0.5～1 cm。对于成年人来说，松果体是一个神经内分泌器官，主要和褪黑素的产生和分泌相关，而褪黑素可以调节人体的睡眠-觉醒节律。此外，松果体还能释放促性腺的垂体激素，能调节青春期的性成熟过程。第 3 脑室居于颅脑的中心部位，占据体积虽然不大，但是组成第 3 脑室的周围结构非常重要；同时第 3 脑室不但自身的脉络丛会分泌脑脊液，而且其前上方通过两侧的室间孔与两侧的侧脑室相通，后下方通过中脑导水管与第四脑室相通，在脑脊液循环通路上是非常重要的中间环节。鉴于第 3 脑室的解剖特点，第 3 脑室病变不但会造成相应结构的功能障碍，还容易引起梗阻性脑积水。内镜手术与以往的显微镜下手术具有不同的特点。内镜手术需要将内镜插入到手术区域进行操作，才能完成手术，这就需要建立第 3 脑室内镜手术的解剖分区。以往的显微镜下第 3 脑室分区比较笼统，分为第 3 脑室前部和后部，这样的分区对于内镜手术已经不适用。我们以中间块和室间孔为界，将第 3 脑室划分为前部、中部和后部，室间孔前方为前部、室间孔和中间块之间为中部、中间块之后为后部。第 3 脑室后部位于中间块和松果体之间，其下方为中脑导水管上口。此部位的病变容易压迫或堵塞中脑导水管上口，造成梗阻性脑积水。此处病变最常见和最早出现的问题是梗阻性脑积水，因此，通常将此区域划在松果体区的范围进行介绍。松果体区的前方是第 3 脑室后部、后方是小脑蚓部、上方是胼胝体压部、下方是中脑四叠体。松果体区肿瘤发病率较低，占颅内肿瘤的 0.4％～1.0％。松果体区肿瘤的分类主要有生殖细胞肿瘤和松果体实质细胞瘤，来源于丘脑枕、中脑四叠体、胼胝体压部和小脑蚓部前方的神经上皮肿瘤、海绵状血管瘤和血管母细胞瘤，来源于天幕和大脑镰交界的脑膜瘤，其他肿瘤如胆脂瘤和蛛网膜囊肿等。在松果体区肿瘤的构成上，一般以生殖细胞肿瘤、松果体实质细胞肿瘤、神经上皮肿瘤、其他类肿瘤的顺序递减。生殖细胞肿瘤的亚型中，生殖细胞瘤的发病率最高，畸胎瘤为第 2 位，其余类型的生殖细胞肿瘤如胚胎性癌（embryonal carcinoma）、内胚窦瘤、绒毛膜癌等的发病率较低；生殖细胞肿瘤中可以有不同亚型混合存在的混合性肿瘤。

松果体区肿瘤从发病性别上看，显著好发于男性，尤其是生殖细胞瘤。从发病年龄看，可见于各年龄段，其中生殖细胞瘤、胚胎性癌和恶性畸胎瘤好发于青少年及儿童；松果体细胞瘤的发病年龄分布从青少年到老年人均可见；松果体区乳头状瘤主要发生于成年人，少见于儿童；神经上皮肿瘤和其他类肿瘤则无明显年龄发病高峰。松果体区肿瘤因为居于颅脑的中心位置，周围结构为重要神经组织和静脉系统，手术的暴露和切除困难；加上此区域的肿瘤病理学类型复杂多样和混合性肿瘤的存在，术前诊断困难，给治疗增加了不确定和复杂性；松果体区肿瘤常见的梗阻性脑积水，使得术前颅高压症状较重，这一特点也为手术处理带来了困难。长期以来松果体区肿瘤的手术一直是神经外科最具挑战性的领域之一。

古代西方人认为松果体是灵魂之眼，对松果体充满了敬畏，松果体区因此也一直是手术禁区。直到 1910 年，Horsley 第 1 次报道从后颅窝切除松果体区肿瘤的病例。1913 年，Oppenheim 和 Krause 尝试切除松果体区肿瘤获得成功。同年，Brunner 报道第 1 例经枕经天幕入路切除松果体区肿瘤病例。1915 年，Walter Dandy 在实验犬上使用后纵裂经胼胝体入路显露和切除松果体。

1921 年，Dandy 报道成功使用后纵裂经胼胝体入路切除患者松果体区肿瘤。随后，这个手术入路在很长一段时间里占据了主流。术中分离一侧大脑半球后部与矢状窦的桥静脉以便向外牵拉大脑半球，然后切开胼胝体后部显露和切除肿瘤。Dandy 认为如有必要，在手术中可以切开大脑镰下部及小脑幕，增加暴露。

1926 年，Krause 报道使用幕下小脑上入路进行松果体区肿瘤切除。1931 年，Wagenen 开发了一种新的手术入路——经皮质经脑室入路，成功地切除了伴有梗阻性脑积水患者的松果体区肿瘤。

1937 年，Horrax 在 Dandy 及 Wagenen 的基础上提出了新的手术方式切除了 1 例松果体细胞瘤。术中取右顶枕部瓣状切口，硬脑膜切开翻向前下方，纵行切开皮质直至扩张的侧脑室，可以发现膨隆的脑室底部，继续切开侧脑室内侧壁以暴露肿瘤，皮质切开处的后方部分顶枕叶被切除以便增加肿瘤暴露，大脑镰、天幕后部及胼胝体也是可以切开的部位。最终肿瘤的前 2/3 被切除，因手术时间过长，Horrax 决定结束手术。8 d 后 Horrax 再次打开了原骨瓣，切除上次手术残留的部分枕极，牵拉天幕向下位移 2～3 cm，完整地切除了残余的肿瘤。

1966 年，Poppen 对经枕经天幕入路进行了改进。于右侧横窦稍上方做直切口，骨瓣去除后，瓣状切开硬脑膜翻向横窦，细针穿刺侧脑室。向上抬起枕叶，结扎并离断桥静脉，切开天幕游离缘暴露肿瘤。

随着显微外科技术的运用，1971 年，Stein 应用显微外科技术完成了 Krause 的幕下小脑上入路，开启了一个新的松果体区手术时代。Stein 使用中线切口，广泛枕下开颅并且切除C1 后弓。骨窗高于横窦以便向上牵拉天幕增加暴露。离断小脑上表面的桥静脉，解剖四叠体池蛛网膜，将小脑前部向后牵拉。使用手术显微镜进行后续手术操作。针头穿刺抽吸肿瘤，如有必要也可以切除肿瘤，特别是对于肿瘤具有包膜和与周围重要结构的有分界情况下，可以方便地切除肿瘤。肿瘤处理完毕后将小脑半球复位，不缝合硬脑膜，放置脑室外引流管进一步引流以预防脑水肿。当然，这样处理会有部分患者会出现术后后颅窝综合征或细菌性脑膜炎。

1992 年，Sekhar 和 Goel 报道了幕上下联合入路切除巨大松果体区肿瘤的病例，整个手术分为两个阶段。第 1 个阶段患者取坐位,枕下马蹄形切口,制作 3 个游离骨瓣暴露横窦、上矢状窦、双侧枕叶及小脑半球,沿横窦及上矢状窦切开右枕部硬脑膜,平行于横窦切开枕下部分硬脑膜,结扎横窦,轻轻牵拉枕叶使枕叶远离天幕。切开天幕并且切除大部分肿瘤。考虑为进行幕下的手术操作要求患者头部过伸,因此大脑大静脉未能很好地暴露,故结束第 1 阶段手术;第 2 阶段手术于第 1 阶段手术后 15 d 后进行,患者取右侧 sugita 位,再次打开硬脑膜,向下牵拉小脑,切开左枕部硬脑膜暴露左侧天幕,紧邻窦汇左侧 1 cm 处用两枚临时阻断夹夹闭横窦,观察是否有脑膨出发生。如未发生则于两夹之间切断横窦,平行于直窦切开天幕,左侧横窦的左侧部分及天幕一起向外上方牵拉以增大枕叶与小脑之间的空间,分离肿瘤与大脑大静脉及中脑边界,完整切除肿瘤,5 - 0 prolene 线间断缝合横窦。

随着显微技术的普及运用,上述手术入路中经枕天幕入路(Poppen 入路)和幕下小脑上入路(Krause 入路)成为人们运用较多的手术入路。其中幕下小脑上入路对于手术解剖的理解和静脉的保护较好,成为更加微创的手术入路。但是,幕下小脑上入路要求采用坐位的手术体位,给患者带来了空气栓塞和严重气颅的风险,以及手术显微镜角度对外科医师的疲劳的操作带来的不适,使得这一优秀的手术入路未能居于统治地位。甚至,在国内更多的神经外科医师喜欢运用经枕天幕入路。南方医科大学漆松涛团队在运用显微镜下经枕天幕入路切除松果体区肿瘤方面,进行了大量解剖研究、临床实践和推广工作,取得了卓越的成就。

近年来,随着神经内镜技术的引入,松果体区肿瘤的手术再次受到神经外科医师的关注。1996 年,Ruge 报告使用全内镜技术行开窗引流治疗四叠体区蛛网膜囊肿的病例。2006 年,Cardia 经过解剖研究报道应用神经内镜辅助幕下小脑上入路可以到达松果体区及第 3 脑室后部,为内镜下松果体区肿瘤切除提供了理论依据。2008 年,Gore 报告了世界第 1 例全内镜幕下小脑上入路切除松果体区囊肿的病例。术中采取半坐位,左侧横窦下中线旁开 5 mm 处钻孔直径 15 mm,扩大骨窗至暴露横窦下缘,释放小脑上池脑脊液,置入 6 mm Trocar(通道),30°镜置入 Trocar(通道),电凝切断小脑半球桥静脉以进一步松弛小脑,沿天幕方向深入,解剖小脑上蚓部蛛网膜,暴露小脑前中央静脉及蛛网膜囊肿,囊肿开窗减压后分块切除囊肿。术中无须过多地牵拉脑组织,避免了脑组织牵拉的损伤。

2011 年,Sood 报告运用 Wolf 带冲水和吸引鞘的 3F 内镜幕下小脑上入路切除松果体肿瘤,患者取坐位,主刀医师左手手持内镜,右手使用 CUSA 切除肿瘤。2013 年,Shahinian 报告了 2.7 mm 内镜幕下小脑上入路切除松果体区肿瘤的方法,患者取坐位,气动臂夹持内镜,使用剥离子配合 CUSA 分块全切松果体区肿瘤。

Lee 和 Nakaji 比较了内镜中线幕下小脑上入路(midline supracerebellar infratentorial approach,M - SCITA)和中线旁幕下小脑上入路(paramedian supracerebellar infratentorial approach,PM - SCITA)切除松果体区肿瘤,他们推崇 PM - SCITA。

复旦大学附属中山医院神经外科张晓彪团队自 2001 年开展坐位显微镜下中线经幕下小脑上入路切除 1 例残留复发的松果体区脑膜瘤。后来在 1 例坐位中脑手术后出现严重的气颅。在认识到坐位具有的风险和术者的不适后,于 2004 年 3 月开展侧俯卧位显微镜下经幕下小脑上入路切除松果体区恶性畸胎瘤。改进后的手术体位大大增加了手术医师的舒适度和患者的安全性,为后续常规开展显微镜下幕下小脑上入路切除松果体区肿瘤奠定了基础。2006 年 11 月,运用 Rudolf 0°4 mm 直径内镜辅助显微镜幕下小脑上入路切除松果体区肿瘤,发现内镜可以更加清晰地观察到第 3 脑室内相关结构,清除脑室内积血和探查有无肿瘤残留。这一技术为内镜手术的运用提供了直接的启发。2009 年 5 月,采用术前内镜下第 3 脑室底造瘘术(endoscopic third ventriculostomy,ETV)处理脑积水,避免了术前和术中使用侧脑室引流降低颅内压的方法。2014 年 8 月,采用 Storz 0°4 mm 直径的高清内镜,并运用气动支持臂固定内镜,在完全内镜下经幕下小脑上入路切除松果体区肿瘤,自此开始完全放弃了显微镜手术。2016 年 9 月,采用中线旁幕下小脑上入路切除松果体肿瘤。其间,与全国的同道共同改进手术方法,包括小脑前中央静脉单侧、双侧入路的保留小脑前中央静脉的中线幕下小脑上入路和中线旁幕下小脑上入路,规范了诊断技术、围手术期处理技术(特别是脑积水的处理技术)、麻醉技术、手术体位、手术入路、手术使用的内镜及固定系统、相关的手术器械、切除技术和术后的放化疗技术等一系列相关技术。高清内镜技术和安全体位的引入大大地提高了手术的安全性,避免了牵拉脑组织造成的并发症,并且缩短了手术时间及住院时间,降低了手术总体并发症发生率。采用侧俯卧位、0°高清内镜、气动臂或机械臂固定内镜,使用幕下小脑上入路切除松果体区肿瘤的方法,证明其是高效和安全的标准方法,为神经内镜松果体区肿瘤切除的技术推广奠定了坚实的基础。

二、临床表现

松果体区肿瘤的病程长短不一,其临床表现与肿瘤大小、肿瘤发生及累及的部位、肿瘤的病理学类型均有关。常见的症状有脑积水相关的颅内压增高症,邻近结构受压症状和内分泌紊乱症状等。

(一) 脑积水相关的颅内压增高症

第 3 脑室是脑脊液循环通路上的主要节点,松果体区肿瘤容易压迫或侵犯中脑导水管,产生梗阻性脑积水,出现颅高压症状。如成人可出现头痛、呕吐、视盘水肿,严重者可伴有意识改变;儿童患者可表现为头围改变及前囟张力增高等。急性梗阻性脑积水如不及时处理可危及生命,需要紧急治疗。

(二) 邻近结构受压症状

松果体区解剖复杂、重要结构众多,这个区域肿瘤压迫或侵犯重要结构,常可引起相应的神经症状和体征。

1. 四叠体上丘综合征(Parinaud 综合征) 松果体区肿瘤压迫中脑四叠体上丘而引起的眼部症状和体征是这个区域肿瘤另一个常见的临床表现之一。Parinaud 综合征表现为两眼上视麻痹、调节功能障碍,系皮质顶盖束受肿瘤压迫或破坏所致。

2. 四叠体下丘损害表现 部分患者由于四叠体下丘及脑干听觉通路受损而出现耳鸣伴听力下降的表现。

3. 小脑体征　松果体区肿瘤向后下发展压迫小脑时,可产生共济失调、眼球震颤等小脑体征。

(三) 内分泌紊乱症状

尽管松果体被认为是神经内分泌系统的一部分,但松果体区肿瘤出现内分泌异常表现的并不多见。部分患有生殖细胞源性肿瘤的男童可出现性早熟,也有少数患者会发生发育迟缓。如肿瘤直接侵犯第 3 脑室底或肿瘤沿脑脊液播散而损害下丘脑,可出现尿崩症及垂体功能减退的相应临床表现。

(四) 睡眠昼夜节律改变

松果体和褪黑素的产生和分泌相关,褪黑素可以调节人体的睡眠-觉醒节律,但松果体区肿瘤患者出现睡眠昼夜节律改变的少见。

三、实验室检查

松果体区肿瘤和颅内其他区域的肿瘤不同,血清和脑脊液中肿瘤标志物的测定,对于肿瘤的定性、进一步治疗策略的制订、随访及预后判断具有十分重要的参考价值。主要检测血清及脑脊液中的 β-促绒毛膜性腺激素(beta-human chorionic gonadotropin,β-HCG)、甲胎蛋白(alpha fetoprotein,AFP)和胎盘碱性磷酸酶水平。β-HCG 和 AFP 含量的高低能对明确松果体区肿瘤的性质提供有价值的线索:①AFP 升高是内胚窦瘤或混有内胚窦肿瘤成分的生殖细胞肿瘤的特征;②β-HCG 的异常明显升高以绒毛膜癌最为明显,在混有绒毛膜癌成分的混合性生殖细胞肿瘤或混有合体滋养层细胞的生殖细胞瘤中,β-HCG 亦会升高,但升高程度不如前者,前者常＞2 000 mIU/ml;只有脑脊液 β-HCG 增高的含合体滋养层细胞成分生殖细胞瘤其 10 年生存率接近单纯的生殖细胞瘤,血液和脑脊液中 β-HCG 同时增高的则复发率相对较高,10 年生存率要低于单纯的生殖细胞瘤;③在生殖细胞瘤中,胎盘碱性磷酸酶可以升高;④在松果体实质细胞肿瘤如松果体细胞瘤、松果体母细胞瘤,以及一些其他的肿瘤如胶质瘤、脑膜瘤、转移瘤中,这些肿瘤标志物的测定为阴性;⑤肿瘤标志物含量异常升高的患者,在手术和其他治疗后可恢复正常,而在肿瘤复发或播散时再度升高,术后肿瘤标志物的检查作为随访工作的重要手段,甚至比影像学检查更加敏感,有利于早期发现复发或转移;⑥血清及脑脊液肿瘤标志物检查阴性不能完全否定生殖细胞肿瘤的诊断,因为并非所有的生殖细胞肿瘤都有两者的升高;⑦肿瘤标志物检查不能等同于病理学诊断,其无法得到明确的亚型分类;⑧需要和其他会导致 β-HCG 和 AFP 升高的颅外疾病如肺癌、肝癌等相鉴别,考虑到疾病共存的可能。

松果体区肿瘤患者常常合并梗阻性脑积水,严重的梗阻性脑积水患者不宜行腰穿获取脑脊液检查,因而对于这类患者在行手术处理脑积水如行第 3 脑室底造瘘或脑室外引流时需有意识留取脑脊液标本送脑脊液肿瘤标志物检查。由于生殖细胞瘤、松果体母细胞瘤等松果体区肿瘤有易脱落并沿脑脊液通路播散的可能性,对于获取的脑脊液需同时做细胞学检查,寻找脱落的肿瘤细胞,对明确病变的性质、选择合适的治疗方案有一定参考价值。

对于影像学检查提示肿瘤已侵犯第3脑室前部区域导致下丘脑垂体轴受累的患者,或存在尿崩症、肾上腺轴、甲状腺轴等受累症状,提示患者有垂体功能低下表现的,需评估患者的垂体功能,包括针对肾上腺轴和甲状腺轴的内分泌激素检查;尿比重、血尿渗透压、饮水加压试验等针对尿崩的检查,必要时可请内分泌科医师协助诊断。在明确存在尿崩和垂体功能低下时,需要行相应的替代治疗。对于性发育异常的患者,应了解血清和脑脊液中泌乳素、黄体生成素、卵泡刺激素、睾酮、生长激素及褪黑素水平。

四、影像学检查

影像学检查以磁共振扫描为最重要的检查手段,常规序列包括平扫 T_1WI、T_2WI、DWI 和 T_1 增强扫描。对怀疑含脂肪的病灶可采用脂肪抑制等技术明确其成分,出血或钙化成分可采用磁敏感加权成像(susceptibility weighted imaging,SWI)显示。磁共振波谱(magnetic resonance spectroscopy,MRS)可无创性地测定活体组织内某一特定区域化学成分,从分子水平判断组织代谢情况。CT 对钙化敏感,亦可为鉴别诊断提供重要的信息。值得一提的是,松果体区肿瘤影像诊断需结合临床特征。例如,松果体区肿瘤以生殖细胞瘤最为常见,儿童和青少年多见,男性发病远高于女性,故符合临床特征时应首先考虑这几点;而部分生殖细胞肿瘤的实验室检查有特征性改变,例如,绒毛膜癌脑脊液或血浆 β - HCG 升高,内胚窦瘤 AFP 升高,在影像学诊断中均需参考。对于具有脑脊液播散趋势的松果体区肿瘤,影像学诊断和随访检查推荐进行全脑和全脊髓扫描。

松果体区常见肿瘤包括生殖细胞肿瘤、松果体实质来源肿瘤、神经上皮肿瘤(中脑、丘脑和胼胝体起源)、脑膜瘤及转移瘤等,松果体囊肿、表皮样囊肿、蛛网膜囊肿、Galen 静脉瘤样扩张等肿瘤样病变或血管性病变亦需鉴别。

(一) 生殖细胞肿瘤

生殖细胞肿瘤约占松果体区肿瘤 1/2 以上。2016 年,WHO 中枢神经系统肿瘤分类中,生殖细胞肿瘤分为生殖细胞瘤、胚胎性癌、内胚窦瘤、绒毛膜癌、畸胎瘤(成熟型、未成熟型)、畸胎瘤恶变和混合性生殖细胞瘤肿瘤。

1. 生殖细胞瘤　生殖细胞瘤好发于儿童和青少年男性,成人少见,80%～90%发生于中线,为松果体最好发的肿瘤。CT 平扫松果体区可见圆形、类圆形或稍不规则肿块,多数边界较清,呈等或稍高密度,包绕结节状钙化(为松果体钙化),增强扫描显著强化。MRI 的 T_1WI 平扫病灶呈等或稍低信号,T_2WI 呈等或稍高信号,多数病变信号较均匀,不均匀时提示肿瘤内出血、囊变或坏死等,增强后明显强化。肿瘤可以居中、基本居中或不居中。鞍上区或脑室内多发时,高度提示本病。生殖细胞瘤沿蛛网膜下腔播散时,可见脑室壁、软脑膜条片状和结节状强化。生殖细胞瘤常常侵袭两侧丘脑和下方的中脑,也可以侵袭大脑大静脉系统,特别是大脑内静脉。肿瘤侵袭丘脑和中脑时,边界清楚,可以比较方便分离。但是肿瘤侵袭静脉时,会破坏静脉表面的蛛网膜,侵袭静脉壁,在分离肿瘤和受肿瘤侵犯的静脉时,会造成静脉损伤出血,需要小心谨慎。当无法分离时可以残留肿瘤,通过术后放化疗处理,不必要强行分离而损伤重要静脉,造成生命危险。有时肿瘤脆软,可以吸除;有时质地较韧又与重要静脉紧密粘连无法吸除或切除比较困难。肿瘤颜色灰红,切除过程中可以见到灰白的松果体及其钙化组织(图4-1、4-2)。

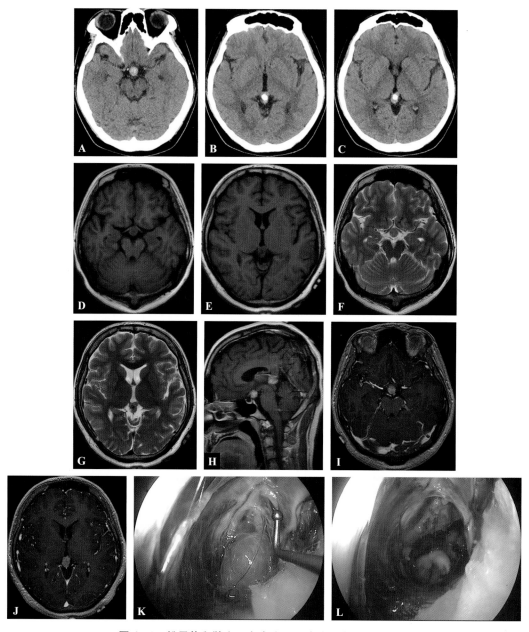

图4-1 松果体和鞍上区多发生殖细胞瘤影像和术中图片

男性,24岁,尿崩和垂体功能减退。术前CT扫描显示松果体和鞍上区多发性高密度病灶,其中松果体区病灶内有钙化块(A~C);MRI扫描中T₁WI平扫显示松果体和鞍上区多发等信号病灶,其中松果体区病灶内有低信号影(D和E),T₂WI显示松果体和鞍上区多发等信号病灶,其中松果体区病灶内有低信号影(F、G),增强扫描显示均匀增强(H~J)。左侧中线旁SCITA松果体区肿瘤手术中肿瘤为灰红色肿块(K),肿瘤边界清楚,切除后可见上方灰白色松果体和钙化灶(红色箭头)(L)

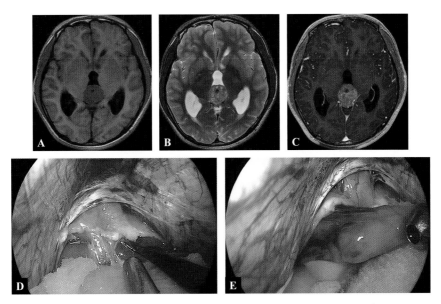

图 4-2　松果体区生殖细胞瘤影像和术中图片

　　男性,20 岁,头痛。术前 MRI 扫描中 T_1WI 平扫显示松果体区等信号病灶(A),T_2WI 显示松果体等信号病灶(B),增强扫描显示均匀增强(C),肿瘤内有低信号不增强影的小囊。手术中在小脑前中央静脉两侧暴露肿瘤,呈灰红色(D),肿瘤质地软,使用取瘤钳拉出(E)

　　2. 畸胎瘤　畸胎瘤为松果体区第二常见肿瘤,常见于男性,以儿童多见。良性畸胎瘤多数为囊性,恶性畸胎瘤多为实质性伴有出血和囊变。畸胎瘤由 2 或 3 种胚胎成分构成,含有脂质、毛发及牙齿等结构。因此,CT 平扫病灶内可见等、低和高密度混合影,内有出血、囊变、钙化和脂质等特征。肿瘤境界清楚,瘤周大多无水肿。有时油脂会溢出到脑室内。良性畸胎瘤以囊性低密度为主,恶性畸胎瘤以实质性为主,表现为略高密度伴有囊变影。MRI 以病灶信号混杂为特征,与其内成分复杂相关。MRI 平扫 T_1WI 多为低、等、高混杂信号,T_2WI 呈高、等、低混杂信号,脂肪或脂质成分 T_1WI 和 T_2WI 均呈高信号,脂肪抑制后信号减低,骨骼、牙齿等含钙化成分 T_1WI、T_2WI 均呈低信号,SWI 对钙化成分有提示作用,增强后病灶软组织成分显示不均匀强化。手术中良性畸胎瘤有完整包膜,边界清楚,与周围主要结构包括主要静脉和脑组织可以分离,表面小静脉不易分离;在切除肿瘤时可能造成包膜破裂,囊内容物溢出,溢出的内容物或为白色的皮脂腺样,或为褐色机油样内容物。恶性畸胎瘤呈现淡红色边界清楚肿块,可以与周围结构分离(图 4-3~4-5)。

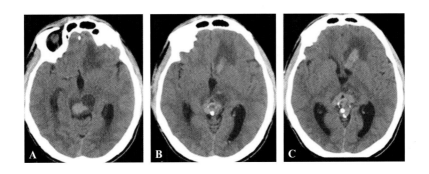

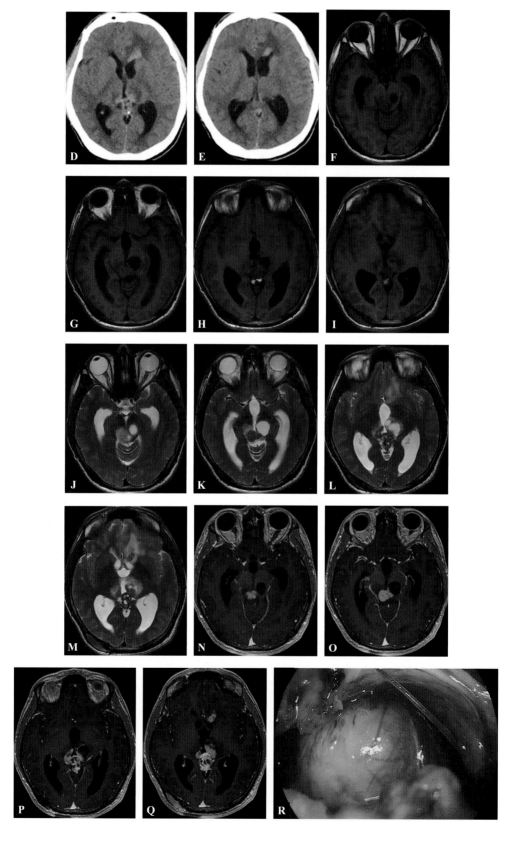

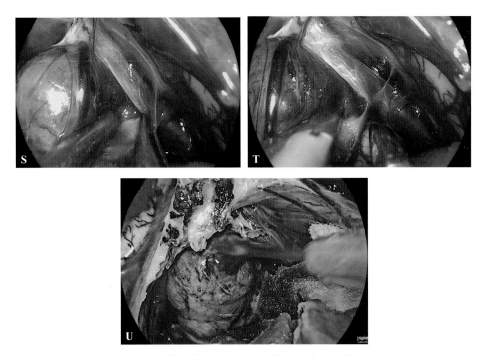

图 4-3　松果体区成熟畸胎瘤影像和术中图片(1)

男性,27岁,颅高压症状。术前CT扫描:松果体区不规则混杂密度影,含有高密度和低密度囊变,内含钙化影,同时左侧额角相似高密度影伴周边脑组织水肿(A~E);MRI扫描中 T_1 WI 平扫显示松果体区不规则混杂信号影,含有等信号和低信号囊变,左侧额角等信号影(F~I); T_2 WI 显示为略高信号影伴高信号囊变的混杂信号影,左侧额角同样为略高信号影伴周边脑组织水肿(L~M),增强扫描显示大部分增强伴囊变影,左侧额角增强影(N~Q)。手术中肿瘤为边界清楚和包膜完整的肿块(R),肿瘤周边大静脉有蛛网膜保护可以分离(S),肿瘤包膜破裂后有褐色机油样内容物溢出(U)

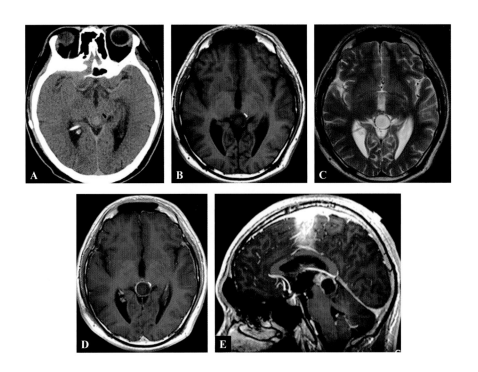

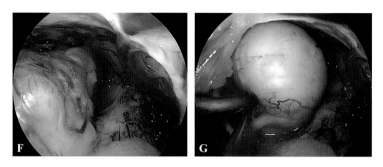

图4-4 松果体区成熟畸胎瘤影像和术中图片(2)

　　男性,17岁,反复脑积水,2次V-P分流和1次伽玛刀治疗肿瘤后,发作头痛、头晕和反应迟钝。术前CT扫描:松果体区病灶,外层高密度、中层等密度和内层略高密度影,右侧脑室三角区有分流管影(A);MRI扫描中T_1WI平扫显示外层等信号、中层低信号和内层等信号影(B),T_2WI显示外层等信号和内层高信号影(C),增强扫描显示外层增强、中层和内层未增强(D),矢状位圆形病灶前方有增强结节影(E)。手术中肿瘤为边界清楚和包膜完整的肿块,其中前方为灰红色并且表面较多小血管分布的结节(F)(为MRI前方增强结节),后方为光滑白亮球形病灶且较少血管分布(G),后部切开内容物为白色胆脂瘤样的内容物

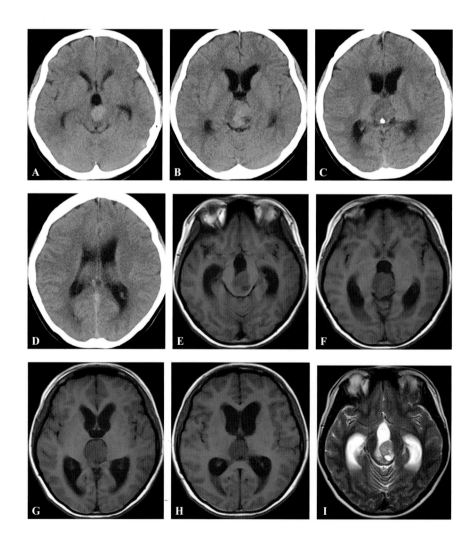

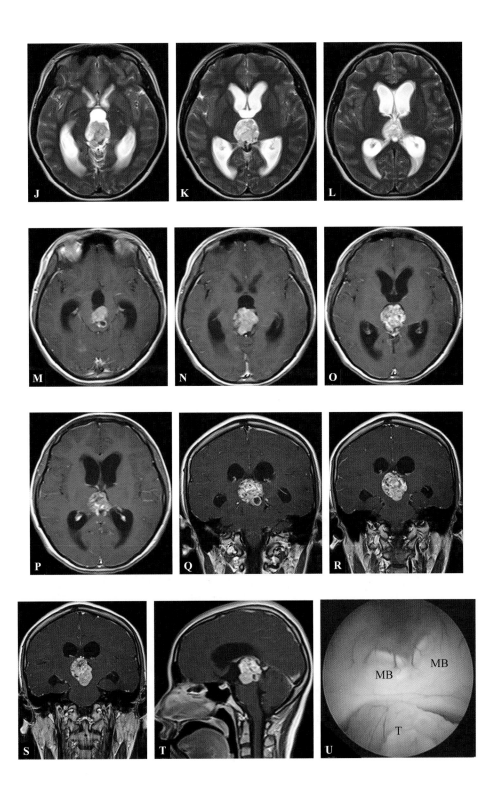

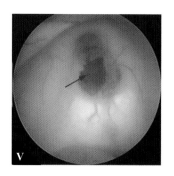

图 4-5 松果体区恶性畸胎瘤影像和术中图片

女性,14岁,颅内高压。梗阻性脑积水,ETV术后CT平扫显示:脑积水较术前减轻,松果体区混杂密度团块影,其中有高密度和略低密度,并有松果体的钙化块(A~D);MRI扫描为ETV术前MRI,T_1WI平扫显示:严重梗阻性脑积水,松果体区等信号伴有少许低信号团块影(E~H),T_2WI显示高信号伴少许极高信号影(I~L),增强扫描显示肿块明显增强伴较多不增强小囊肿(M~T);增强扫描部分层面显示双侧大脑内静脉在肿瘤上方(P、R、S和T)。ETV术中可以见到第3脑室后部肿瘤(T)为淡红色,表面有明显的血管影,前方乳头体(MB),造瘘前(U)后(V)照片,造瘘口(红色箭头)

3. **其他生殖细胞肿瘤** 生殖细胞肿瘤中除了生殖细胞瘤和畸胎瘤外的其他类型还有:胚胎性癌、内胚窦瘤和绒毛膜癌,但发病率较低。混合性生殖细胞肿瘤较常见,在混合性生殖细胞肿瘤中因为不同的类型和分布比例,呈现不同的影像学、脑脊液和血清学的表现(图4-6)。在这些肿瘤中绒毛膜癌更倾向出血,T_1WI呈高信号,T_2WI可见晕染效应(blooming effect);同时脑脊液和血清中β-HCG显著升高。认真研究分析影像学和脑脊液及血清学的结果,可以为诊断提供一定的参考价值。手术中发现的也因为不同的病理学类型而出现不同的表现。手术后的影像学随访应该结合血清学的表现进行分析;有时影像学表现未见肿瘤复发,而血清学表现高度异常,应该查找转移病灶和密切监测原发部位,早期发现肿瘤复发或转移。

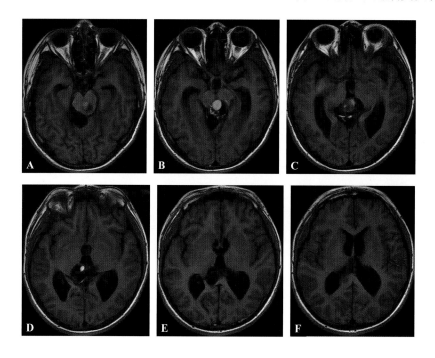

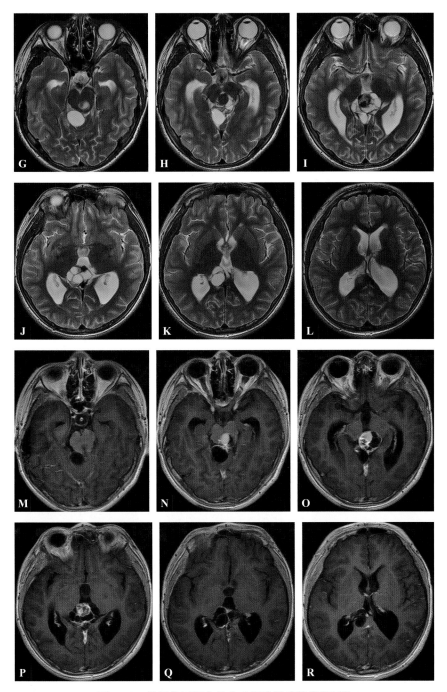

图 4-6　松果体区混合性生殖细胞肿瘤的影像图片

　　男性,14 岁,脑积水,颅内高压,β-HCG 为 982.6 mIU/ml。T_1WI 显示松果体区混杂信号,其中以低信号为主,伴有高信号小团块影(A~F);T_2WI 显示混杂信号,其中 T_1WI 低信号的部分为具有分隔的多个囊性高信号,高信号的小团块为略低信号的混杂信号影(Q~L);T_1WI 增强序列显示混杂信号影,其中多囊性低信号具有增强的分隔,高信号的团块附近有增强结节(M~R)。肿块居松果体后方偏向右侧,前下方嵌入中脑,偏向左侧,伴有梗阻性脑积水。回顾手术日记介绍:术中见囊液为油脂和胆脂瘤样成分,可以吸除;肿瘤边界清楚,包膜切除;肿瘤侵袭主要静脉,因粘连严重,残留小片于静脉壁;未侵袭第3脑室侧壁的丘脑。术后病理学检查显示:混合型生殖细胞肿瘤,其中成熟畸胎瘤成分为 80%,绒毛膜癌成分为 20%

（二）松果体实质来源肿瘤

松果体实质来源肿瘤占松果体肿瘤的 15% 以下，分为松果体细胞瘤、中间分化的松果体实质瘤、松果体母细胞瘤和松果体区乳头样瘤。相对于松果体区其他的肿瘤，松果体实质来源肿瘤更加居中，病灶呈类圆形或结节状，边缘光整。CT 平扫呈等或稍高密度，密度较均匀，边界清楚，病灶周围无水肿，钙化位于肿瘤周边。MRI 的 T_1WI 呈稍低或等信号，T_2WI 呈稍高或等信号，T_2FLAIR 呈稍高信号，大多数表现为质地均匀的病灶，增强后表现为质地均匀的增强病灶；偶见囊性表现的松果体细胞瘤，CT 和 MRI 表现与松果体囊肿类似。

松果体母细胞瘤通常体积较大，形态不规则，边缘分叶，境界欠清，可向周围浸润性生长，病灶内坏死、出血常见。CT 平扫肿瘤实质呈等或稍高密度，出血呈高密度，坏死区呈低密度，故肿瘤密度多不均匀。磁共振 T_1WI 呈等或等低混杂信号，T_2WI 呈稍高信号，信号不均，病灶内含出血、囊变、坏死，DWI 通常可见肿瘤弥散受限，增强后病灶显著不均匀强化。松果体母细胞瘤有早期沿脑脊液播散的趋势，形成脑膜和脊髓种植。在部分患者中，松果体母细胞瘤可与双侧视网膜母细胞瘤并存，称为三侧性视网膜母细胞瘤综合征。

中间分化的松果体实质瘤的恶性程度介于松果体细胞瘤和松果体母细胞瘤之间，肿瘤通常较大，累及周围结构，出血和囊变多见，增强扫描后呈不均匀强化。影像学表现与松果体母细胞瘤鉴别困难。

松果体区乳头样瘤影像学表现与其他松果体实质肿瘤难以鉴别，诊断需依靠病理学检查（图 4-7、4-8）。

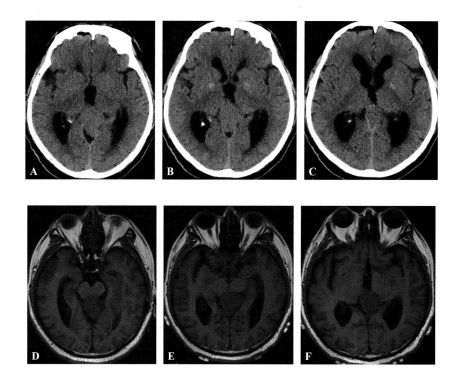

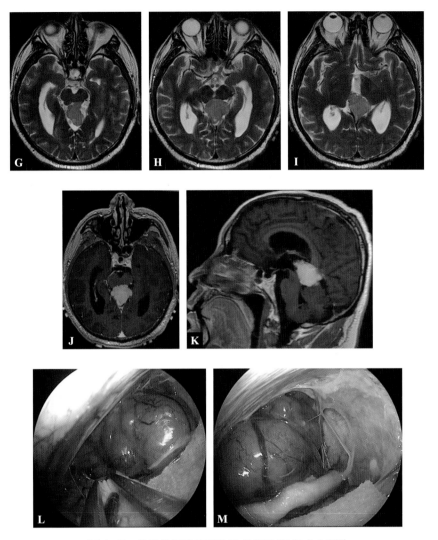

图 4-7　松果体细胞瘤(WHO Ⅰ 级)MRI 和术中图片

　　男性,66 岁,头痛。CT 扫描显示松果体区等密度居中病灶(A～C)。MRI 的 T_1WI 显示等信号(D～F);T_2WI 显示略等信号(G～I);T_1WI 增强序列显示显著均匀增强的居中病灶(J 和 K)。肿瘤边界清晰,伴有脑积水。术中图片显示边界清晰的灰红色肿瘤病灶(L 和 M),术中发现肿瘤血供中等、质地脆软,可以轻松吸除

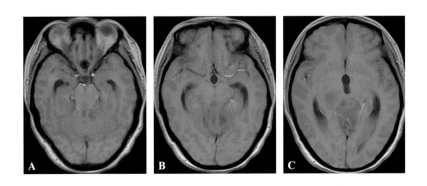

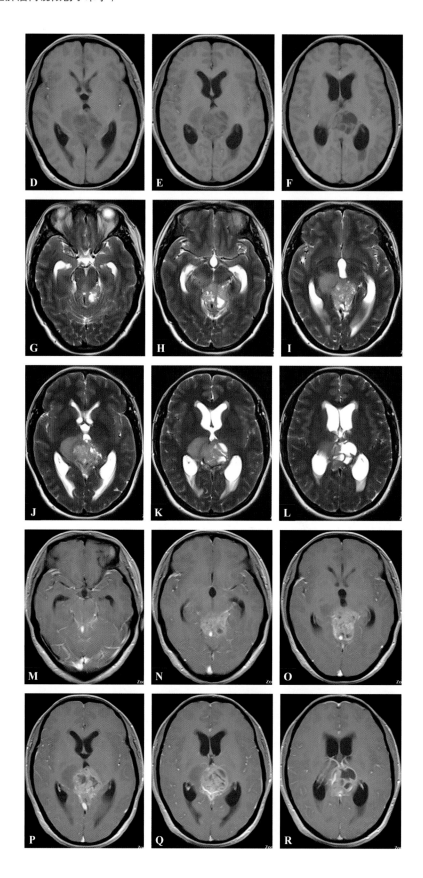

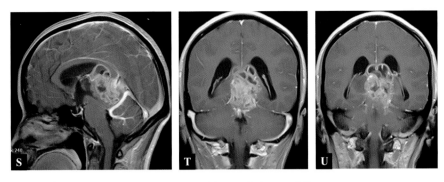

图 4 - 8　松果体母细胞瘤 MRI 图片

女性,43 岁,头痛、眼球不能活动、视力下降和嗜睡。T_1WI 显示松果体区等低混杂信号(A～F);T_2WI 显示等高混杂信号(G～L);T_1WI 增强序列显示大部分增强伴较多低信号囊变的混杂信号影(M～U);另外,有侧脑室轻度扩大的梗阻性脑积水和右侧丘脑枕水肿。矢状位 T_1WI 增强序列显示大脑大静脉系统被压向肿瘤后下方(P 和 S)

(三) 脑膜瘤

松果体区脑膜瘤占松果体肿瘤的 6%～8%,占颅内脑膜瘤的 0.3%。松果体区脑膜瘤多见于中老年女性。肿瘤起源于松果体区脉络组织、大脑中帆和镰幕交界区脑膜。CT 扫描表现为圆形或卵圆形等或稍高密度肿块,边界清楚,密度均匀,部分伴瘤内钙化。MRI 图像 T_1WI 呈等或稍低信号,T_2WI 呈稍高或等信号,瘤周伴或不伴水肿,增强扫描后明显强化。

矢状位扫描更利于确定肿瘤与小脑幕切迹、静脉窦等邻近结构的关系(图 4 - 9)。

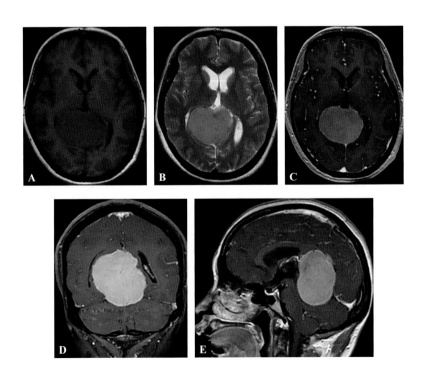

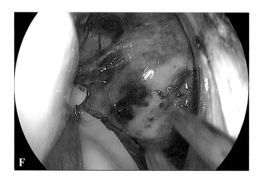

图4-9　松果体区脑膜瘤MRI和术中图片

女性,49岁,头痛。T_1WI显示松果体区等信号影(A);T_2WI显示略高信号影(B);T_1WI增强序列显示均匀
增强影(C);肿瘤边界清楚。冠状和矢状位T_1WI增强序列显示肿瘤在天幕上下皆存在(D和E)。术中图片显示
右侧中线旁幕下小脑上经天幕入路暴露的肿瘤(F),手术中发现肿瘤质地韧,血供中等,跨天幕生长,边界清晰

(四) 胶质瘤

松果体区胶质瘤主要起源于松果体周围脑实质,如顶盖、丘脑、胼胝体压部等,极少起源于松果体。肿瘤常呈浸润性生长,占位效应较明显。CT平扫呈等或低密度,亦可呈混杂密度。MRI图像T_1WI多呈稍低信号,T_2WI呈稍高或高信号。强化程度取决于肿瘤的分级,通常低级别可不强化或轻度强化,高级别则显著强化。松果体区胶质瘤需进行多角度观察,确定病灶起源。例如,顶盖胶质瘤矢状位可观察到顶盖的增厚增大。但病灶较大时,确定病灶起源可能仍存在困难。胶质母细胞瘤可发生软脑膜和室管膜转移,需要与松果体区母细胞瘤等鉴别。

毛细胞型星形细胞瘤是儿童常见的颅内肿瘤,属于WHO分类Ⅰ级肿瘤,手术切除后拥有良好的预后,10年生存率>95%。儿童毛细胞型星形细胞瘤通常发生在幕下,而成年人毛细胞型星形细胞瘤通常发生在幕上。发生于松果体区的毛细胞型星形细胞瘤罕见。尽管毛细胞型星形细胞瘤是一类良性肿瘤,但有时也会展现出一些符合侵袭性肿瘤的影像学特点。毛细胞型星形细胞瘤根据其生长部位有不同的影像学特点,但是其生长方式通常可分为两类:单纯膨胀性生长和以浸润性生长为主。松果体区的毛细胞型星形细胞瘤通常来源于丘脑和中脑顶盖。肿瘤呈膨胀性生长,肿瘤性质有单纯囊性或囊性伴结节,CT图像为低密度的占位,边界清晰;MRI T_1WI扫描可见肿瘤呈等-低信号,T_2WI扫描见肿瘤呈高信号,增强后肿瘤实性成分明显强化,囊性成分不强化,囊壁可强化也可不强化,肿瘤周围无水肿,幕上可见脑室扩张(图4-10、4-11)。

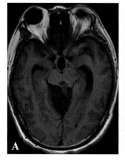
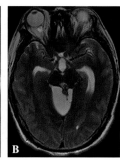
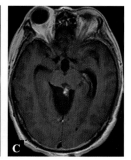

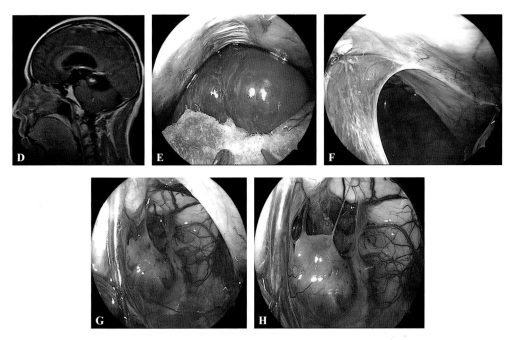

图 4-10 松果体区囊性毛细胞型星形细胞瘤的影像学特点和术中所见

　　男性,44 岁,头痛 3 个月。T_1WI 扫描可见中脑顶盖后部等信号囊肿伴前方等信号小结节(A),T_2WI 扫描见高信号囊伴前方略低信号小结节(B),增强后结节部分强化(C 和 D);中脑和小脑受压。术中可见草绿色囊肿,囊肿切开释放囊液后可见肿瘤结节;术中肿瘤血供不丰富,质地软,边界清楚(E~H)

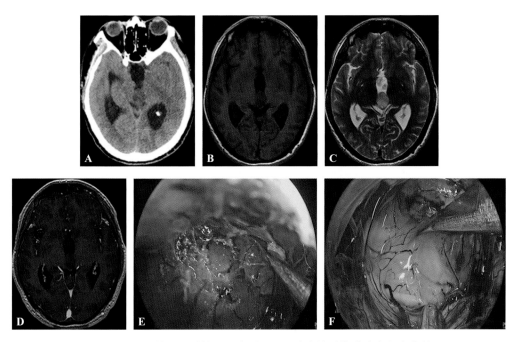

图 4-11 松果体区实质性毛细胞型星形细胞瘤的影像学特点和术中所见

　　女性,50 岁,步态不稳、记忆力下降和头痛。CT 平扫为第 3 脑室后部略低密度肿块,伴脑积水(A);T_1WI 扫描为等信号肿块(B),T_2WI 扫描见略高信号肿块(C),增强无强化(D)。术中暴露肿瘤,肿瘤质地软,来源于中脑,血供不丰富,边界清(E 和 F)

五、松果体区肿瘤病理学

松果体位于第 3 脑室后壁,其上方是成对的大脑内静脉,缺乏血脑屏障,松果体上隐窝衬覆室管膜,包绕松果体的软脑膜内含有蛛网膜细胞巢,偶尔会发生松果体区脑膜瘤。正常松果体呈分叶状,可见显著的矿化(又称为大脑沙或松果体石)。松果体主要由分泌褪黑素的松果体实质细胞和少量星形细胞组成,松果体实质细胞是一种特化的神经元(又称为特化的神经内分泌细胞)。

松果体区发生的肿瘤主要包括生殖细胞肿瘤、胶质瘤、松果体实质细胞肿瘤、脑膜瘤、转移瘤和淋巴瘤等。下文就这些常见的松果体区肿瘤的临床病理学特征进行介绍。

(一) 生殖细胞肿瘤

中枢神经系统生殖细胞肿瘤,80%～90%的病例发生于 20 岁以前,发病高峰为 10～14 岁。类似于其他性腺外的生殖细胞肿瘤,中枢生殖细胞肿瘤好发于中线部分,其中至少 80% 的病变发生于鞍上池延伸到松果体区,松果体是其最常见的部位,男性发病率明显多于女性,但不同部位略有差异,松果体区病例多为男性,而蝶鞍上病例多为女性。

依据 2016 年中枢神经系统 WHO 分类,中枢生殖细胞肿瘤分为生殖细胞瘤、胚胎性癌、卵黄囊瘤(yolk sac tumor,又称内胚窦瘤)、绒毛膜癌、畸胎瘤、畸胎瘤伴恶性转化和混合性生殖细胞肿瘤。各肿瘤的形态学特征和免疫组化表型见表 4 - 1。

表 4 - 1 中枢生殖细胞肿瘤分类

肿瘤类型	特征性结构	免疫组化标记	预 后
生殖细胞瘤	大的生殖细胞和小的成熟的淋巴细胞,常见肉芽肿反应	CD117、D2 - 40、LIN28A、SALL4、OCT4、PLAP、NANOG、UTF1;AE1/AE3*	单纯生殖细胞瘤放化疗敏感,预后好
胚胎性癌	排列方式多样,肿瘤细胞核级别高,核分裂常见	CD30、AE1/AE3、SALL4、PLAP、LIN28A、OCT4、UTF1、ESRG、SOX2	通常混合存在,预后较差
卵黄囊瘤	原始卵黄囊或内胚窦样结构,可见 Schiller-Duval 小体和嗜酸性透明小体,排列多样	AFP、HNF1 - β、glypican3、SALL4、AE1/AE3、LIN28A、PLAP;OCT4*、CD117*	通常混合存在,预后较差
绒毛膜癌	细胞滋养细胞和合体滋养叶细胞,背景广泛出血	β - HCG、HPL、AE1/AE3、PLAP	通常混合存在,预后较差
畸胎瘤	成熟畸胎瘤可见不同胚层;未成熟畸胎瘤可见原始神经管	不同胚层表达不同蛋白	成熟性畸胎瘤预后好。未成熟畸胎瘤和体细胞恶变的畸胎瘤预后较差
畸胎瘤伴恶性转化	可以任意成分恶变,最常见横纹肌肉瘤或未分化肉瘤;也可有肠型腺癌、鳞癌和神经内分泌肿瘤等	通常有恶变的成分分化决定	

（续表）

肿瘤类型	特征性结构	免疫组化标记	预　后
混合性生殖细胞肿瘤	形态学和免疫组化表型取决于所含肿瘤成分		预后较差

＊阳性表达罕见

中枢神经系统的生殖细胞肿瘤大体特征和形态学特点与其他性腺原基发生的生殖细胞肿瘤差别不大。生殖细胞瘤是颅内最常见的生殖细胞肿瘤，其病理学形态和免疫组化类似于发生于卵巢的无性细胞瘤（dysgerminoma）和睾丸的精原细胞瘤（seminoma），但中枢的生殖细胞瘤更大概率出现肉芽肿和炎性反应，可能被误诊为肉芽肿性病变或其他炎性病变。所以，当中枢神经系统的病变出现肉芽肿结构时，应排除生殖细胞瘤的可能。

除生殖细胞瘤外，颅内生殖细胞肿瘤只有畸胎瘤是单纯性病变。大部分颅内畸胎瘤分化良好，组织学属于Ⅰ级。颅内未成熟畸胎瘤的分级标准在 2016 年中枢神经系统 WHO 分类中没有明确提出，可采用《2020 年第 5 版女性生殖系统 WHO 分类》推荐的卵巢未成熟畸胎瘤推荐的分级标准（表 4-2）。具体方法为计数任何一张切片中一个低倍镜视野（直径＝4.5 mm）所包含未成熟神经上皮细胞总量。

表 4-2　《2020 年 WHO 第 5 版女性生殖系统 WHC 分类》推荐的卵巢未成熟畸胎瘤分级

视野数	3 级分法	2 级分法
≤1	1 级	低级别
>1～≤3	2 级	高级别
>3	3 级	高级别

胚胎性癌、卵黄囊瘤和绒毛膜癌也可以发生在松果体区，但很少以单一成分出现，通常和生殖细胞瘤或畸胎瘤混合。免疫组化标记十分有助于生殖细胞肿瘤的分型（图 4-12、4-13）。

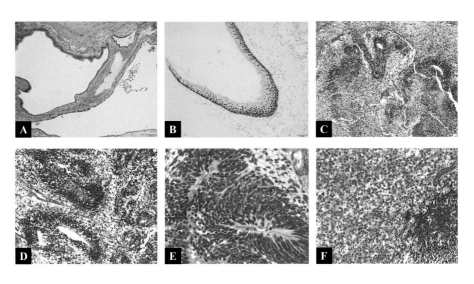

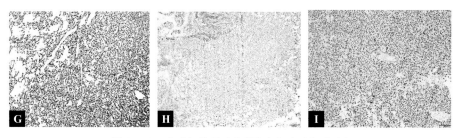

图 4 - 12　生殖细胞肿瘤(畸胎瘤和生殖细胞瘤)

A. 成熟性畸胎瘤,可见成熟的胚层成分;B. 成熟性畸胎瘤表皮成分免疫组化 p40 阳性;C～E. 未成熟畸胎瘤,可见到未成熟成分和显著的原始神经管;F. 生殖细胞瘤,可见 2 种细胞成分,胞质透亮或嗜酸性的一致的肿瘤细胞和形态较肿瘤细胞小的淋巴细胞;G～I. 生殖细胞瘤肿瘤细胞表达 SALL4、PLAP 和 OCT4

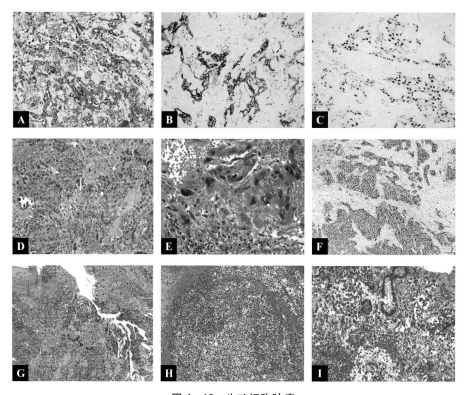

图 4 - 13　生殖细胞肿瘤

A. 卵黄囊瘤,黏液样的背景中可见条索状及微囊状分布的肿瘤细胞,胞质丰富;B～C. 卵黄囊瘤,免疫组化结果示肿瘤细胞弥漫表达磷肌酰肌醇(蛋白)聚糖(glypican3)和 SALL4;D. 胚胎性癌,异型的肿瘤细胞呈实性排列,核级别高,可见到核分裂象;E. 绒毛膜癌,可见显著异型的合体滋养叶细胞,背景显著出血;F. 胚胎性癌,免疫组化结果示肿瘤细胞 CD30 弥漫阳性;G～I. 混合性生殖细胞肿瘤;G. 胚胎性癌和绒毛膜癌混合;H. 混合性生殖细胞肿瘤中的生殖细胞瘤成分;I. 生殖细胞瘤、卵黄囊瘤和未成熟畸胎瘤 3 种成分混合

(二) 松果体实质肿瘤

根据《2016 年神经系统 WHO 分类》,松果体实质细胞肿瘤包括松果体细胞瘤、中分化松果体实质瘤、松果体母细胞瘤和松果体区乳头状肿瘤(图 4 - 14);2021 年第五版 WHO 分类增加了松果体区促纤维增生性黏液样肿瘤,*SMARCB 1* 突变型。

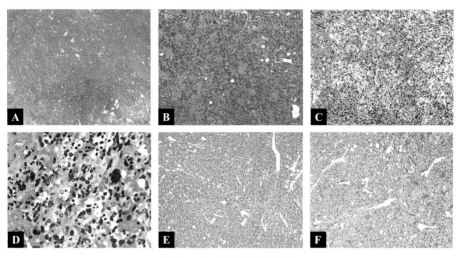

图 4 - 14　松果体实质肿瘤

A、B. 松果体细胞瘤,肿瘤细胞大小一致,分叶状排列,可见菊形团;C、D. 中分化松果体实质瘤,肿瘤
细胞大小不一,弥漫性生长方式,可见显著异型细胞;E、F. 松果体细胞瘤免疫组化结果示肿瘤细胞 CD56
和突触素弥漫阳性

松果体细胞瘤为 WHO Ⅰ级的肿瘤,是一种罕见的、生长较缓慢的松果体实质细胞肿瘤,好发于成年人,女性多见(男:女=0.6:1),中位年龄 42.8 岁。松果体细胞瘤形态类似成熟的松果体细胞,细胞一致,成片状或分叶状排列,偶尔可见大的瘤性菊形团,这类菊形团的大小和数量在不同亚型的松果体细胞瘤中不同。部分病例内可见到大的神经节细胞样细胞或明显的多核瘤巨细胞,但这些细胞通常核分裂活性低,并不影响肿瘤的分级和预后。松果体是一种特殊化的神经元,因此免疫组化方面,与之形态类似的松果体细胞瘤突触素(synaptophysin)、神经特异性醇化酶(NSE)和 NFP 通常强阳性,不同程度的表达其他神经元标记,如Ⅲ型 β-微管蛋白(tubulin),UCHL - 1,chromogranin - A 和 5 - HT。

中间分化的松果体实质瘤(pineal parenchymal tumor of intermediate differentiation,PPTID),是一种分化介于松果体细胞瘤和松果体母细胞瘤的中度恶性的肿瘤,约占所有松果体实质肿瘤的 45%,可发生于任何年龄,主要发生于成年人,中位年龄 41 岁。目前,WHO 分级为Ⅱ级或Ⅲ级,但尚未建立明确的分级标准。PPTIDs 通常是实性的细胞巢,呈分叶状或弥漫性生长方式,偶尔可出现坏死和核分裂象。

松果体母细胞瘤是一种 WHO 分为Ⅳ级的肿瘤,通常发生于儿童和青少年,呈侵袭性生长,有沿脑脊液播散倾向。肿瘤细胞为原始的小圆形细胞,核深染,呈片状或弥漫分布,可见到坏死和钙化。

松果体乳头状肿瘤(papillary tumor of the pineal region)是一种好发于成人的罕见的乳头状生长的神经上皮肿瘤,生物学行为不定,暂 WHO 分为Ⅱ或Ⅲ级。根据肿瘤命名可知,其形态学主要表现为乳头状生长结构的肿瘤细胞,具有室管膜分化,肿瘤细胞上皮样,可见坏死和核分裂象,通常和周围组织分界清楚。免疫组化特征性地表达 AE1/AE3、CAM5.2 和 CK18,通常不表达 CK20,局灶性表达 GFAP。

松果体区促纤维增生性黏液样肿瘤,*SMARCB 1* 突变型,是 2021 年第 5 版 WHO 分类新增的肿瘤,目前文献报道不足 10 例,男女比例 4∶5,中位年龄 37 岁,主要病理学表现为黏液和胶原化背景中梭形细胞,核分裂象少见,无坏死。特征性的表达 CD34 和 INI1 的缺失。因病例数较少,预后不详,死亡的患者中位生存 48 个月。

(三) 脑膜瘤

脑膜瘤是一组起源于脑膜上皮的肿瘤,大部分为良性,生长较缓慢。脑膜瘤的组织学形态多样,其组织学分型和分级见表 4 - 3,有些组织学形态提示肿瘤复发风险升高,归为 WHO Ⅱ 级和Ⅲ级。一个肿瘤内可以出现多种形态学改变,现有分型可能并不适用于每一个肿瘤。WHO 分级是预测脑膜瘤复发风险最有用的因素,所以恰当的分级更能指导临床随访和治疗。目前的研究认为,具有脑实质侵犯的脑膜瘤,其生物学行为类似非典型脑膜瘤,建议分级为 WHO Ⅱ 级;而侵犯颅骨,并不提示脑膜瘤生物学行为恶性。除了 WHO 分级,Felix Sahm 等提出利用 DNA 甲基化分级系统可能更有利于临床制订个体化治疗方案和患者随访(图 4 - 15、4 - 16)。

表 4 - 3　脑膜瘤《2016 年中枢神经系统 WHO 分类》

WHO 分级	组织学分型	分级标准	复发风险
Ⅰ级	脑膜皮细胞型、纤维型、过渡细胞型、沙砾体型、血管瘤型、微囊型、分泌型、富于淋巴浆细胞型和化生型	不具有非典型脑膜瘤的诊断标准,且核分裂象<4 个/10 hpf(0.16 mm²)	7%～25%
Ⅱ级	脊索样型 透明细胞型	● 核分裂象:4～19 个/10 hpf(0.16 mm²) ● 或具有以下 5 个特征中至少 3 个 　✓ 细胞密度增高 　✓ 小细胞、核浆比增高 　✓ 核仁明显 　✓ 片状或无定形生长方式 　✓ 地图状坏死 ● 或脑组织侵犯	29%～52%
Ⅲ级	乳头型 横纹肌样型	● 核分裂象:≥20 个/10 hpf(0.16 mm²) ● 或细胞学呈癌样、黑色素瘤样或肉瘤样	50%～94%
罕见亚型暂无分级	嗜酸细胞型、黏液型、成骨型、软骨型、脂肪母细胞型、蛛网膜小梁型、硬化型、漩涡-硬化型、表达 GFAP 型、具有"颗粒纤维丝状包涵物"特征、具有脑膜上皮菊形团和色素型		不详

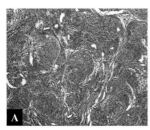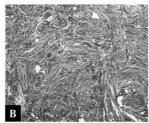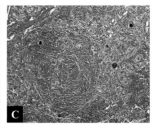

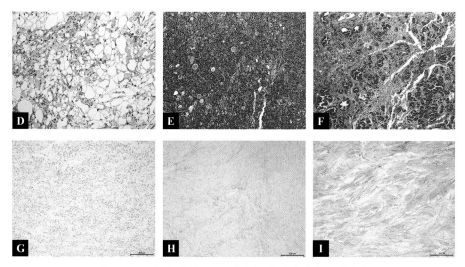

图 4‑15 部分分类 WHO 为Ⅰ级的脑膜瘤病理学改变

A.脑膜皮细胞型脑膜瘤,肿瘤呈合体状生长,伴漩涡形成;B.纤维型脑膜瘤,肿瘤细胞长梭形,类似增生的肌纤维母细胞;C.过渡细胞型脑膜瘤,可见漩涡状结构、沙砾体和长梭形肿瘤细胞;D.微囊型脑膜瘤,显微镜下可见弥漫微囊结构,散在核大的脑膜瘤细胞;E.分泌型脑膜瘤,肿瘤细胞漩涡状排列,可见圆形结构,内含嗜酸性分泌物;F.血管瘤型脑膜瘤,背景类似血管瘤,增生血管间可见脑膜瘤细胞;G~I.脑膜瘤免疫组化,肿瘤细胞 PR、EMA 和 SSTR2a 强阳性

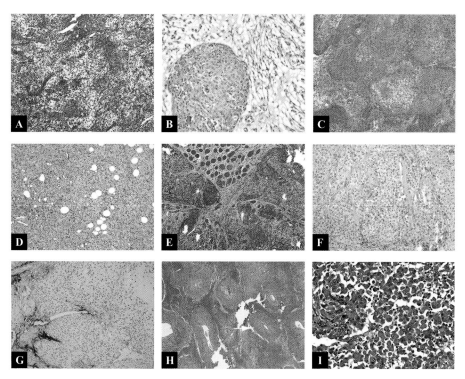

图 4‑16 WHO 分类为Ⅱ级及Ⅲ级的脑膜瘤病理改变

A.透明细胞型脑膜瘤,肿瘤细胞丰富,胞质透亮;B.脊索样脑膜瘤,黏液样的背景中可见肿瘤细胞条索状排列,类似脊索瘤,局部可见典型脑膜瘤形态;C~G.非典型脑膜瘤;C.示肿瘤地图状坏死;D.肿瘤细胞弥漫性生长,浸润脂肪组织;E.肿瘤细胞实性生长,浸润横纹肌组织;F.肿瘤细胞实性片状生长,细胞丰富;G.免疫组化 GFAP 示肿瘤细胞浸润脑实质;H.间变性脑膜瘤,肿瘤细胞生长活跃,可见肿瘤细胞围绕血管簇状生长和显著的坏死;I.横纹肌样脑膜瘤,肿瘤细胞异型,胞质丰富,核偏位,形态类似横纹肌细胞

免疫组化方面,脑膜瘤肿瘤细胞通常表达上皮膜抗原(epithelial membrane antigen, EMA)、孕激素受体(progesterone receptor,PR);S100 蛋白在纤维型脑膜瘤中通常表达,癌胚抗原(carcinoembryonic antigen,CEA)和细胞角蛋白在分泌型脑膜瘤中特征性地表达,神经胶质细胞原纤维酸性蛋白(glial fibrillary acidic protein,GFAP)有助于评价脑实质的侵犯。新近文献报道,生长抑素受体 2a(somatostatin receptor - 2a,SSTR2a)通常在脑膜瘤(包括间变性脑膜瘤)呈弥漫强阳性,有利于鉴别其他类型的脑膜肿瘤。Ki67(MIB-1)增殖指数对于脑膜瘤的复发评价具有潜在的意义。

遗传学方面,脑膜瘤作为第 1 个被确认有细胞遗传学改变的实体瘤,22 号染色体缺失是其最常见的核型改变,在非典型和间变性脑膜瘤中,核型的改变是非常广泛的。作为神经纤维瘤病 2 型的标志,60%的散发性脑膜瘤中可以检测到 NF2 突变。

(四) 胶质瘤

松果体区胶质瘤通常发生于年轻人,中位年龄 26.24 岁,占所有松果体区肿瘤的 8%~30%,发生部位和生殖细胞肿瘤类似。常见的胶质瘤病理学类型包括弥漫性星形细胞瘤(24.6%)、胶质母细胞瘤(18.6%)、室管膜瘤(15.5%)、毛细胞星形细胞瘤(14%)、间变性星形细胞瘤(9.2%)、间变性室管膜瘤(8.3%)和少突胶质瘤细胞(5.7%)。罕见的病理学类型包括室管膜下巨细胞星形细胞瘤、毛状黏液样星形细胞瘤、多形性黄色星形细胞瘤、节细胞胶质瘤和节细胞胶质母细胞瘤等也有文献报道(图 4-17)。

自《2016 年中枢神经系统 WHO 分类第 4 版增补版》出版以来,中枢神经系统肿瘤,尤其是胶质瘤,在分子分型和肿瘤分级方面取得了令人兴奋的进步。中枢神经系统肿瘤分类提供分子和实用方法信息的非 WHO 官方联盟(cIMPACT-NOW)近几年连续推出系列更新,其中包括术语非特指(not otherwise specified,NOS)和未知类型(not elsewhere classified,NEC)的使用;H3K27M 突变型弥漫性中线胶质细胞瘤和 IDH 突变型的弥漫性星形细胞瘤/间变性星形细胞瘤的阐述;根据分子生物学研究发现 IDH 野生型的低级别星形胶质细胞瘤生物学行为与Ⅳ级胶质母细胞瘤相似;IDH 野生型胶质瘤中*BRAFV600E* 突变,FGFR1 改变等少见分子改变;对胶质瘤分级和分类提出了建议;推进室管膜肿瘤的分子分型。这些改变是 2021 年第 5 版中枢神经系统 WHO 分类的重要依据,也使得分子病理学在胶质瘤的诊断中扮演着愈发重要的角色。

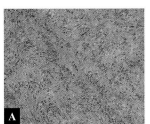
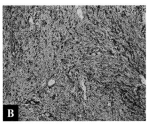
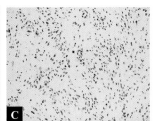

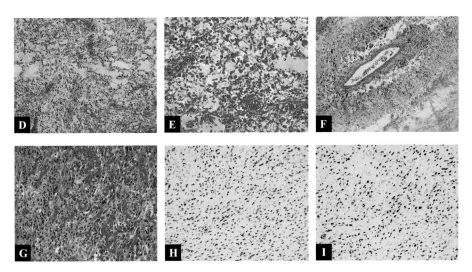

图 4 - 17　室管膜瘤、毛细胞星形细胞瘤和胶质母细胞瘤

　　A～C. 室管膜瘤，WHO Ⅱ级肿瘤；A. 示肿瘤细胞呈梭形，细胞核远离玻璃样变的血管；B. 肿瘤细胞GFAP 免疫组化呈阳性；C. 室管膜瘤中 EMA 呈特征性的核旁点状阳性(dot-like)。D、E. 毛细胞星形细胞瘤，WHO Ⅰ级；D. 示肿瘤有细胞丰富区和稀疏区，部分呈微囊变；E. 示长梭形的肿瘤细胞，可见特征性的 Rosenthal 纤维和嗜酸性小体。F～I. 胶质母细胞瘤，WHO Ⅳ级；F. 示栅栏状的肿瘤性坏死；G. 示肿瘤细胞内微血管增生明显；H. 示肿瘤细胞 p53 免疫组化呈强阳性；I. 示肿瘤细胞 Ki67 增殖指数高

(五) 淋巴瘤

　　原发中枢神经系统淋巴瘤(primary central nervous system lymphoma，PCNSL)占颅内肿瘤的 2.4%～3%，占淋巴结外淋巴瘤的 4%～6%。PCNSL 中 92%～98% 为 B 细胞淋巴瘤，其中 95% 中枢的弥漫大 B 细胞淋巴瘤。根据《2016 年中枢神经系统 WHO 肿瘤分类》，PCNSL 主要包括中枢弥漫大 B 细胞淋巴瘤、免疫缺陷相关的中枢淋巴瘤、艾滋病相关的弥漫大 B 细胞淋巴瘤、EB 病毒阳性的弥漫大 B 细胞淋巴瘤、血管内大 B 细胞淋巴瘤、低级别 B 细胞淋巴瘤、NK/T 细胞淋巴瘤、间变大细胞淋巴瘤和硬脑膜 MALT 淋巴瘤(图 4 - 18)。

　　松果体区的淋巴瘤罕见，同样以弥漫大 B 细胞淋巴瘤最常见，主要位于脑室周围区。镜下见肿瘤细胞致密生长，弥漫浸润周围脑实质，特征性围绕血管形成袖套状结构，常见地图状坏死和出血。免疫组化深色表现的肿瘤细胞表达 B 细胞的标记，包括 PAX5、CD19、CD20、CD79a 和 CD22；大部分肿瘤表达 BCL - 6(60%～80%)和 MUM - 1/IRF4(90%)，但<10%表达 CD10。所以当遇到 CD10 阳性的中枢弥漫大 B 细胞淋巴瘤时，应首先排除外周弥漫大 B 细胞淋巴瘤累及。

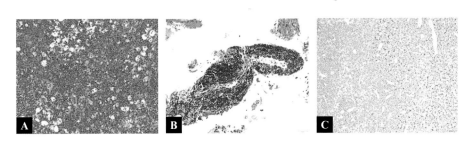

图 4 - 18　原发中枢神经系统弥漫大 B 细胞淋巴瘤

A. 肿瘤细胞异型,可见核分裂和肿瘤细胞凋亡,较多吞噬现象,提示肿瘤细胞生长活跃;B. 肿瘤细胞围绕血管呈袖套状结构;C. 肿瘤细胞 CD20 弥漫阳性;D. 肿瘤细胞 CD10 阴性;E. 肿瘤细胞 BCL - 6 弥漫阳性;F. 肿瘤细胞 MUM - 1 弥漫阳性

六、诊断

对于松果体区肿瘤的诊断要分 4 个层面进行。

首先,依据临床症状和体征,对出现头痛、呕吐等颅高压表现、同时出现 Parinaud 综合征等特征性体征或性发育异常等异常表现的病例,要考虑该部位病变的可能,应及时进行 CT 及 MRI 检查,一般可以明确这个区域肿瘤的诊断。

其次,一旦松果体区肿瘤诊断成立,应进一步行脑脊液、血清的肿瘤标志物如 β - HCG、AFP 和胎盘碱性磷酸酶水平检测及脑脊液脱落细胞检查,并结合患者的临床特点、影像学检查的特点,对肿瘤的病理性质做出初步的判断,这对进一步治疗策略的决定非常重要。要特别注意患者的年龄、性别及脑脊液和血清中肿瘤标志物的高低对肿瘤性质判断的参考意义,如生殖细胞肿瘤好发于儿童和青少年男性、β - HCG 和/或 AFP 异常增高要考虑生殖细胞源性肿瘤的诊断等。另外,肿瘤在影像学上的生长方式也对判断肿瘤性质有帮助,如生殖细胞瘤容易向第 3 脑室内生长、多发性的生殖细胞源性肿瘤可同时累及松果体区和鞍区、成熟畸胎瘤在 MRI 上的信号为非常明显的混合性信号等。

再次,对于松果体区肿瘤必须判断是否有梗阻性脑积水发生。由于这个区域肿瘤易堵塞中脑导水管,因而松果体区肿瘤患者发生梗阻性脑积水为大概率事件。对于梗阻性脑积水及其严重程度的判断对进一步治疗方案的决定甚至对于挽救生命至关重要。

最后是病理诊断。这是决定治疗和预后的最主要和根本因素。

七、治疗

(一) 手术治疗

1. 围手术期管理

(1) 术前评估:

1) 全身状况评估:对于准备行手术治疗的患者,需常规评估术前状况,进行如肝肾功能、血常规、血糖、凝血功能等检查,并对心肺等重要脏器功能进行评估,了解有无手术禁忌证;对于因颅内压增高频繁呕吐、进食差的患者,以及有尿崩和其他下丘脑垂体功能受累表现的患者要了解其电解质、尿量、血尿渗透压、尿比重等水和电解质平衡的情况,并对下丘脑垂体的各激素轴进行评估。

2) 脑积水严重程度评估:由于松果体区肿瘤患者合并梗阻性脑积水概率极大,患者就诊时往往有头痛、频繁呕吐等颅内压增高表现,严重者可有意识改变。因而对于松果体区肿瘤患者接诊后需立即评估脑积水的严重程度,有无不断进展的急性梗阻性脑积水发生,如有急诊指征,需要紧急处理脑积水,挽救生命。

3) 手术相关肿瘤特征的评估:松果体区解剖结构复杂,重要血管及神经结构丰富。这个区域的肿瘤由于性质不尽相同、生长方式亦不同,从而对重要结构的压迫和侵犯程度不同。术前对于这些手术相关特征的了解对于决定手术策略等相关事宜非常重要。除了常规的 CT 和 MRI 扫描外,特殊序列磁共振成像 3D-FIESTA 序列等能更好地显示肿瘤与周围脑组织和血管结构的关系。大部分的松果体肿瘤通过上述 CT 和 MRI 检查可以为诊断和手术治疗提供重要的价值,也能满足手术的需求,而无须进一步的影像检查。但是有时病变复杂,需要了解相关的血管位置、功能等情况时,可以进行必要的针对血管的检查。比如,头颅 MRV 扫描对于了解静脉、静脉窦位置及是否闭塞具有一定的参考价值;脑血管造影能在术前了解富含血管肿瘤的血供来源和周围的血管结构,以及 Galen 静脉、基底静脉、大脑内静脉及直窦等的回流情况、同时排除脑血管畸形及大脑后动脉动脉瘤等血管性疾病。

(2) 术前常规处理:

1) 维持内环境稳定:由于松果体区肿瘤患者易出现频繁呕吐等颅内压增高表现,且治疗上往往接受大剂量脱水剂治疗,这部分患者容易出现电解质紊乱、容量不足等内环境紊乱表现。因而对于这类患者需密切检测电解质、保持出入水量平衡,维持内环境稳定。

2) 营养支持:对于频繁呕吐、不能进食或进食差的患者,应该积极给予营养支持治疗,改善全身情况,为进一步手术创造条件。

3) 激素替代治疗:对于垂体下丘脑轴受累出现垂体功能减退的患者应及时给予激素替代治疗。如垂体前叶功能减退可依据内分泌检查结果给予可的松、左甲状腺素(优甲乐)等药物替代;垂体后叶功能减退出现尿崩症的可给予垂体后叶素等药物替代。

4) 手术必要准备:根据进一步手术治疗方案做术前准备,包括内镜相关设备、动力系统、CUSA 及导航等各种影像资料的准备。松果体区肿瘤大多数手术中出血不多,但是我们遇到 1 例生殖细胞瘤患者,手术过程中出血汹涌。因此,术前评估肿瘤血供丰富,术中可能出血较严重者,需要准备自体血回输和准备血源,以防出现危机。对于丘脑胶质瘤和天幕脑膜瘤,术中 CUSA 具有非常重要的帮助,建议术前准备细长的 CUSA 刀头。为了更精准地定位横窦,以及在深部组织中手术时术中引导手术(如中脑和丘脑胶质瘤手术),使用神经导航系统也是非常关键的准备。松果体区肿瘤部位比较深、手术空间狭窄,需要准备细长和带角度的吸引管、剥离仔、双极电凝镊、显微剪刀和取瘤钳。微型软轴拉钩可以在手术中起到非常关键的作用,在神经内镜深部操作中是一种必不可少的工具,这在大部分的医院并未拥有,需要引起重视。让患者和家属了解手术及术后治疗的情况,以及治疗的风险,必须与患者和家属详细讲解和沟通,以取得共识、理解和配合。

(3) 脑积水和颅内高压的处理:松果体区肿瘤由于解剖所处的部位容易压迫堵塞中脑

导水管,造成梗阻性脑积水,患者通常就诊时以严重的颅高压症状为表现,以往都是采用脑积水引流和脑室-腹腔分流来处理脑积水。其中,脑积水外引流是临时措施,不能获得肿瘤病理学诊断,并且容易造成颅内感染,过度引流还会造成相应的并发症。脑室-腹腔分流后放疗是许多医院常规处理松果体肿瘤的方法,这样的方法也不能获得肿瘤的病理学诊断,同时会造成肿瘤的腹腔种植。随着我们对松果体肿瘤手术治疗经验的增加,发现单纯的生殖细胞瘤并不多见,占 16.2%。有较多的混合性生殖细胞肿瘤占 18.1%。曾有 1 例 20 岁男性患者其肿瘤有 5 种病理学成分,分别是:未成熟畸胎瘤(60%)、卵黄囊(30%)、生殖细胞瘤(5%)、胚胎性癌(4%)和绒毛膜癌(1%)。各型胶质细胞瘤占 27%,为最多见肿瘤。我们的病例儿童较少,儿科医院的病理分布与我们不同。手术切除获得完全的病理学诊断,为精准的综合治疗提供了可能。在内镜时代,我们已经常规采用 ETV 治疗脑积水,随后 1 周再进行肿瘤的切除。有些单位采用 ETV＋肿瘤活检的方法,根据活检结果确定后续的治疗方案。我们认为,ETV 同时手术活检容易出血,活检结果比较局限,不能代表完整的病理学诊断;同时,活检还可能造成不必要的脑室系统肿瘤的种植转移。ETV 后 1 周手术方案的优势是:①迅速解决脑积水、缓解颅内高压,为进行从容地肿瘤切除争取了宝贵的时间。②ETV 术后有时间对患者进行全面的检查,了解相关的身体状况等,为择期手术打下基础。③长期 ICP 增高,造成患者呕吐、营养状况较差和电解质紊乱,在 ETV 缓解颅内高压后可以进行水、电解质紊乱的纠治和营养补充,改善体质,为肿瘤切除术提供身体保障。④长期脑积水会造成脑组织间隙水分增加,脑组织处于水肿状态,特别是在脑室壁周围更加严重。这种状态的脑组织顺应性较低,容易手术损伤;随着 ETV 后脑积水缓解,这样的水肿会逐步好转,脑组织顺应性增加,更加耐受手术过程中的分离和牵拉操作,可以降低手术造成的损伤。⑤不同于外引流和脑积水分流,ETV 术后脑室在相当时间内不会缩小,加上组织间歇水肿减少,甚至可能短时间内脑室腔会增大。这样就为手术提供了有利的空间。⑥ETV 术后 ICP 降低,术中动静脉压也会降低,出血会大大减少。⑦ICP 降低,可以避免使用脑室引流,直接切开硬脑膜,进入松果体区。⑧我们曾经在对 1 例年轻男性松果体肿瘤患者进行 ETV 的过程中,发现 MRI 没有发现的漏斗隐窝处微小肿瘤,造瘘后顺便切除,术后病理学诊断生殖细胞瘤,术后直接化放疗,痊愈。避免了后方松果体区肿瘤的切除。ETV 可以意外地发现脑室中的转移肿瘤,等于提供了早期诊断。⑨由于松果体手术过程中或多或少会电凝切断一些引流静脉,加上手术本身的创伤,术后会出现不同程度的脑水肿,而 ETV 缓解了脑积水和脑组织间隙水肿,这样就有利于患者安度术后水肿期。⑩松果体肿瘤即使完全切除,术后仍然可能发生脑积水。可能是由于手术后中脑导水管粘连闭塞或手术区域粘连堵塞等造成迟发性脑积水。我们曾在 2017 年 3 月会诊手术 1 例松果体混合性生殖细胞肿瘤,术前未行 ETV,术后化疗期间再次出现脑积水昏迷,急诊行 ETV 治疗好转。2020 年 3 月,1 例生殖细胞瘤患者手术切除化放疗结束后出现梗阻性脑积水,再次入院行 ETV 手术后改善。⑪手术后肿瘤复发同样会再次出现脑积水,如果曾经行 ETV,可以延缓脑积水的发生,为进一步手术等治疗提供有力的保障。⑫ETV 时可以留取脑脊液,进行相关肿瘤标志物的检查,为诊断提供依据。

我们在进行 ETV 手术时一般不同时进行松果体区肿瘤的活检,具体原因上面已经作了介绍,但是如果在 ETV 手术的通道上看到转移的肿瘤,我们会在先完成 ETV 手术后再切除肿瘤。这样的手术顺序是担心肿瘤切除造成出血,影响进一步的 ETV 手术。

典型病例 1:患者,14 岁,女,头痛伴视力下降 1 周入院。头颅 CT 和 MRI 诊断:松果体区肿瘤伴脑积水,血清 AFP 明显升高,入院后 2 d 颅高压症状进展,并出现意识障碍,急诊行 ETV 手术,术中明确第 3 脑室后部肿瘤,但是未进行肿瘤活检。术后神志恢复清醒、颅高压症状改善明显。1 周后内镜辅助显微镜下经中线幕下小脑上入路肿瘤切除术,术后病理学检查证实为恶性畸胎瘤,行进一步放疗。当时我们尚未开展完全内镜松果体肿瘤切除术,仅进行内镜辅助显微镜下手术(图 4 - 19)。

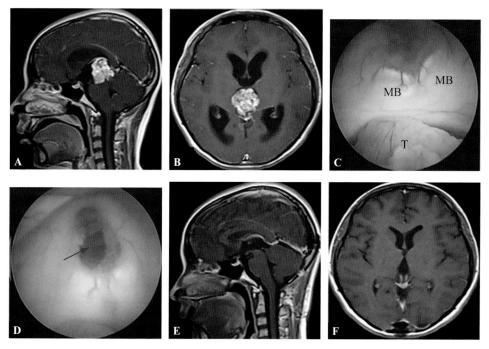

图 4 - 19　恶性畸胎瘤患者术前、术后 MRI 和 ETV 术中图片

术前 MRI 片可见第 3 脑室后部松果体区肿瘤伴梗阻性脑积水(A、B);造瘘术中图片(C、D),造瘘前(C)进入第 3 脑室后所见后方肿瘤(T)和前方的乳头体(MB),造瘘后(D)见造瘘口(红色箭头);术后 20 d MRI 片见肿瘤全切除,脑积水消失(E、F)

(引自:张晓彪,李文生. 内镜导航微创神经外科手术学. 上海:复旦大学出版社,2019.)

典型病例 2:男性,25 岁,反复头痛 2 个月,出现视力下降和复视 1 个月,头颅 CT 和 MRI 诊断为松果体区肿瘤伴梗阻性脑积水。行 ETV 手术时发现漏斗隐窝处微小肿瘤和第 3 脑室后部肿瘤,先行第 3 脑室底造瘘,完成后切除漏斗隐窝处肿瘤,术后病理学检查为生殖细胞瘤伴少许合体滋养细胞成分。术后放化疗效果好,松果体区肿瘤消失(图 4 - 20)。

对于松果体肿瘤术前的严重脑积水采用 ETV 治疗,在前面已经介绍。但是对于没有术前 ETV 的患者,如何防止术后出现脑积水?我们曾经尝试过使用经第 3 脑室内终板造瘘术防止脑积水的发生,体会到手术中的角度和暴露比较困难,需要设计专用的手术器械(图 4 - 21)。

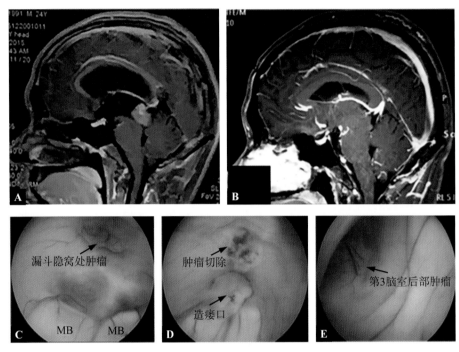

图 4 - 20　生殖细胞瘤 ETV 术前、放化疗后 MRI 和术中图片

MRI 检查发现松果体区均匀增强的病灶伴有脑积水(A);采用 ETV 治疗脑积水,术中发现漏斗隐窝处一小肿瘤(C)和第 3 脑室后部肿瘤(E),术中切除漏斗隐窝处肿瘤(D)。术后病理学检查证实是生殖细胞瘤伴少许合体滋养细胞成分,采用化疗和放疗,未行进一步行手术治疗;放化疗后松果体区肿瘤消失(B)。MB,乳头体

注:本病例参考 2019 年复旦大学出版社出版的《内镜导航微创神经外科手术学》并补充更正病理

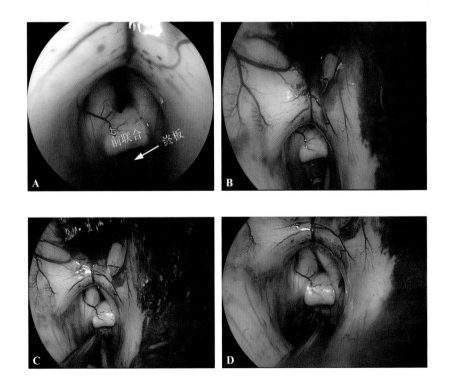

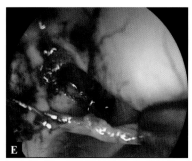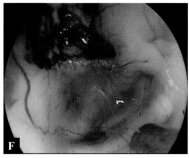

图 4-21　松果体区肿瘤切除后行终板造瘘

明确第 3 脑室前部结构,前联合和终板(A),使用杆状双极电凝终板膜造瘘(B~D);造瘘成功后通过造瘘口观察第 3 脑室外的额叶和大脑前动脉分支(E),透过造瘘口下方的不透明终板膜可以看到前方的两侧大脑前动脉(F)

2. 手术适应证和禁忌证

(1) 适应证:

1) 除了术前综合年龄、性别、血清和脑脊液肿瘤指标、CT 和 MRI 表现、活检结果等明确诊断或高度怀疑是生殖细胞瘤外,松果体区肿瘤一般都可以选择手术治疗。

2) 中脑顶盖肿瘤大多数为低级别胶质瘤,生长缓慢、可以长期不变,不必急于手术,但是同样会压迫中脑导水管,造成梗阻性脑积水。通常做 ETV 治疗脑积水,然后观察随访,如果肿瘤生长可以行手术切除。

(2) 禁忌证:除了患者全身情况不适合手术,一般松果体区肿瘤没有确定的手术禁忌证。

3. 手术相关解剖　松果体区位于颅腔中心,前为第 3 脑室后部、后为小脑幕切迹游离缘和镰幕结合处以及小脑蚓部、上为胼胝体压部和中间帆、下为四叠体、侧方为丘脑枕。在松果体区中最为复杂和重要的是大脑大静脉系统,大脑大静脉收集第 3 脑室顶部的双侧大脑内静脉、从双侧环池来源的基底静脉、两侧的枕内侧静脉和后方的小脑前中央静脉的血液回流。其中,小脑前中央静脉是由小脑中脑裂静脉、顶盖静脉、松果体静脉和小脑上蚓静脉汇合而成。在该区域的解剖命名现时稍有混乱,有些书籍上把小脑中脑裂静脉当成小脑前中央静脉,也有的把小脑上蚓静脉当成小脑前中央静脉。为了便于读者统一理解,本书统一将小脑中脑裂静脉和小脑上蚓静脉作为小脑前中央静脉的属支,它们和顶盖静脉及松果体静脉都汇入到小脑前中央静脉,再由小脑前中央静脉汇入大脑大静脉。也有的小脑中脑裂静脉直接汇入基底静脉,松果体静脉直接汇入大脑大静脉的情况。其中小脑中脑裂静脉比其他的静脉复杂,在小脑中脑裂接受双侧小脑上脚静脉的回流等小脑中脑裂内的静脉回流,小脑中脑裂内的小脑上脚静脉与侧方的桥脑三叉静脉和外侧中脑静脉有吻合交通。大脑大静脉收集上述静脉回流后注入直窦。大脑大静脉系统处于四叠体池内,四叠体池在前上方与后方胼胝体周围池相交通,与前方的帆间池相交通,与两侧环池相通,下方与小脑中脑裂交通,后方与小脑上表面的蛛网膜相连。在四叠体池内的静脉都有自身的蛛网膜包裹(或称蛛网膜袖套),相邻静脉的蛛网膜袖套之间有蛛网膜相连,这样的蛛网膜结构,使得四叠体池外膜开放后内部还有许多层蛛网膜结构,需要依次在静脉之间打开连接它们的蛛网膜才能充分暴露松果体。广义上,天幕切迹处的脑膜瘤也属于松果体区肿瘤,但是它是处于四叠体池外的肿瘤,如果没有广泛侵犯周围结构,应该与四叠体之内的结构之间有蛛网膜分开;手术中肿瘤切除仅仅需要将肿瘤从基底部(天幕)切除,四叠体池及其内部的结构可以保留。真正狭义上的松果体区肿瘤是真正起源于松果体的肿瘤,手术中需要开放四叠体池多层蛛网膜后,才能充分暴露和分离。这在后面的手术细节中会详细介绍。以下图解说明相关的解剖结构(图 4 - 22、4 - 23)。

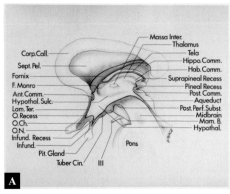

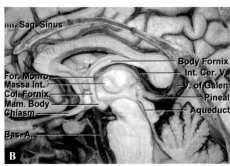

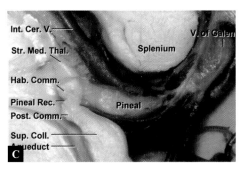

图 4‑22　大脑中线矢状位解剖示意图(A)和解剖图(B、C)

　　C 是松果体区的局部放大。可以在第 3 脑室后部看到松果体区的结构,从上到下依次为:胼胝体压部、大脑内静脉(Int. Cer. V.)、丘脑髓纹(Str. Med. Thal.)、松果体上隐窝、缰联合(Hab. Comm.)、松果体、松果体隐窝(Pineal Rec.)、后联合(Post. Comm.)和四叠体前方的中脑导水管;上丘(Sup. Coll.)

　　(引自:RHOTON A L JR. Cranial anatomy and surgical approaches [M]. Philadelphia: Lippincott Williams and Wilkins,2008.)

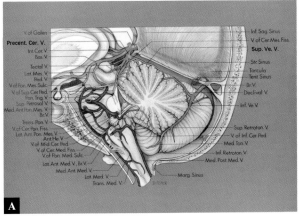

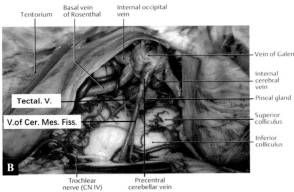

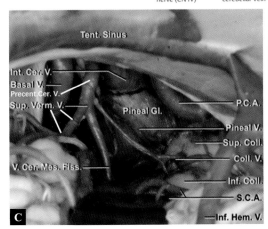
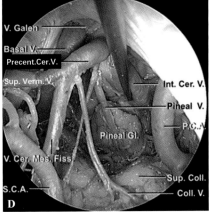

图 4 - 23 松果体区大脑大静脉系统解剖图

矢状位解剖示意图（A）；显微镜下中线幕下小脑上入路（midline supracerebellar infratentorial approach MSCITA）解剖（B）；显微镜下右侧中线旁幕下小脑上入路（paramedian SCITA，PM - SCITA）解剖图（C）；内镜右侧 PM - SCITA（D）解剖图。在 SCITA 手术中小脑前中央静脉（Precent. Cer. V.）是阻挡手术通道的静脉，它是由小脑上蚓部静脉（Sup. Verm. V.）、小脑中脑裂静脉（V. Cer. Mes. Fiss.）、顶盖静脉（Tectal V.）或称上下丘静脉（Sup. Coll. V. 和 Inf. Coll. V.），以及松果体静脉（Pineal V.）汇合而成，最后流入大脑大静脉（v. Galen）。图中同时可以见到基底静脉（Basal V.）、大脑内静脉（Int. Cer. V.）和枕内侧静脉汇入大脑大静脉。相关的动脉主要有大脑后动脉（P. C. A.）和小脑上动脉（S. C. A.）以及它们的分支动脉

（图 A 引自：RHOTON A L JR. Cranial anatomy and surgical approaches［M］. Philadelphia：Lippincott Williams and Wilkins，2008；图 B 引自 JEAN W C. Skull base surgery：strategies［M］. New York：Thieme，2019；图 C 和 D 引自：MATSUO S，BAYDIN S，GUNGOR A，et al. Midline and off-midline infratentorial supracerebellar approaches to the pineal gland［J］. J Neurosurg，2017，126（6）：1984 - 1994. ）

（1）静脉系统解剖：在松果体区解剖中，大脑大静脉系统的解剖最为重要，因为它在手术过程中关系到分离和保护静脉，是成败的最关键因素，必须充分地理解和认识这些静脉的解剖。上面所描述的静脉解剖是比较标准的解剖，但是大脑大静脉系统的解剖不同的人会有不同的差异，有时顶盖静脉会注入到基底静脉中，松果体静脉常常注入到大脑内静脉，小脑前中央静脉有时缺如。在手术中可以发现不同的静脉形态，有时是发育本身的原因，有时与肿瘤的生长有关。下面介绍大脑大静脉系统表现各异的一些病例（图4-24～4-29、4-70）。

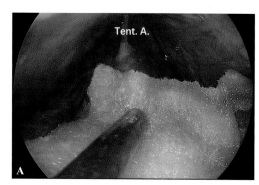
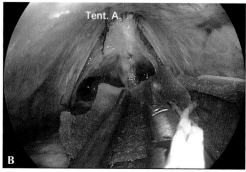
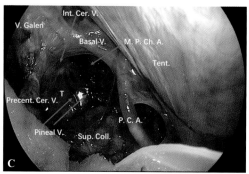

图4-24　松果体区肿瘤(病理：室管膜瘤Ⅱ级)术中解剖

内镜中MSCITA手术中打开一层四叠体蛛网膜后所见到的解剖结构和肿瘤。A.打开四叠体池蛛网膜，可以见到天幕小动脉(Tent.A.)；B.打开了小脑前中央静脉两侧的蛛网膜后，保留了天幕动脉；C.从小脑前中央静脉(Pre.Cer.V.)右侧近距离可以看到的解剖结构，大脑内静脉(Int.Cer.V.)、基地静脉(Basal V.)和小脑前中央静脉汇入到大脑大静脉(V.Galen)，这些静脉都有蛛网膜所包裹，尚未充分切开它们之间的蛛网膜联系。这样的蛛网膜会保护这些静脉，也是术中肿瘤和静脉的良好界面。右侧的松果体静脉(Pineal V.)有好几根，紧贴在肿瘤(T)表面向大脑内静脉引流。动脉表面没有蛛网膜袖套，在蛛网膜下腔呈游离状态，常常形成襻状，可见大脑后动脉襻(P.C.A.)由天幕(Tent.)裂孔向内弯曲和脉络膜后内侧动脉(M.P.Ch.A.)，肿瘤的下方是上丘(Sup.Coll.)（见图4-25）

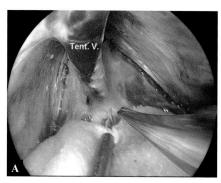
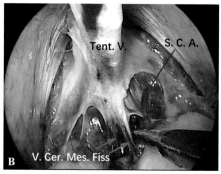

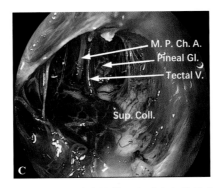

图 4-25　内镜中线幕下小脑上入路手术

术中发现有一根粗大的天幕静脉(Tent. V.)桥架在天幕和大脑大静脉之间,患者没有粗大的上蚓静脉和小脑前中央静脉(A);打开第1层四叠体蛛网膜后可以见到有数支小脑中脑裂静脉(V. Cer. Mes. Fiss.)和小脑上动脉(S. C. A.)襻(B);继续打开右侧的一层蛛网膜可以明确顶盖静脉(Tectal V.)、上丘(Sup. Coll.)、松果体(Pineal Gl.)及其左侧的脉络膜后内侧动脉(M. P. Ch. A.)(C)

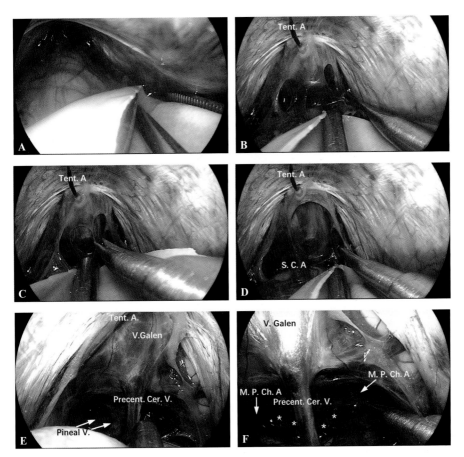

图 4-26　内镜中线 SCITA 切除松果体区胶质母细胞瘤

透过透明的薄层四叠体池蛛网膜可以见到其内的小脑上动脉(A);切开这一层蛛网膜可以见到小脑上动脉,这例患者未见上蚓静脉(B);继续切开第2层蛛网膜可以见到蛛网膜下的小脑前中央静脉(Precent. Cer. V.)(C、D);继续打开小脑前中央静脉两侧的3层蛛网膜可以见到紧贴肿瘤的松果体静脉(Pineal V.)(F图为白色＊)、中央的小脑前中央静脉和两侧的脉络膜后内侧动脉(M. P. Ch. A.),上方为大脑大静脉(V. Galen)和左上方的天幕动脉(Tent. A.)

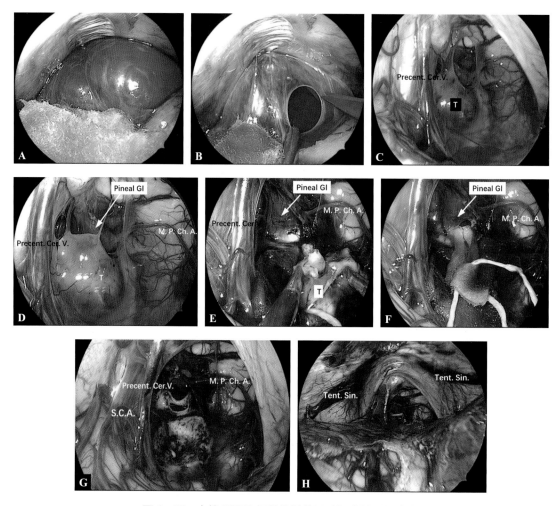

图 4-27　内镜 SCITA 切除松果体区毛细胞星形细胞瘤

切开四叠体池蛛网膜前可见四叠体池膨胀，透过蛛网膜可以见到墨绿色的囊液（A）；切开蛛网膜，释放肿瘤囊液后（B）；进一步切开蛛网膜，可见小脑前中央静脉（Precent. Cer. V.）左移，可以了解切开的是四叠体池右侧的蛛网膜，可见囊内实质性肿瘤（T）结节、松果体（Pineal Gl.）和右侧脉络膜后内侧动脉（M. P. Ch. A.）（C、D）；切除肿瘤后可见正常松果体（E 和 F）；切除松果体后开放第 3 脑室（G）；退出内镜可以看到两侧的天幕窦（Tent. Sin.）（H）。图中还可以见到右侧脉络膜后内侧动脉在松果体外侧进入第 3 脑室；左侧四叠体池未开放，可以透过蛛网膜看到其内的小脑上动脉襻（S. C. A.）（C～G）

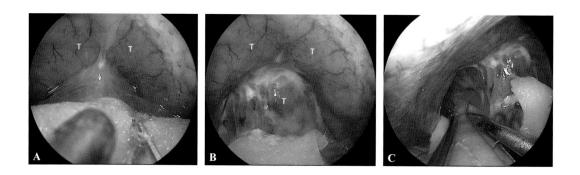

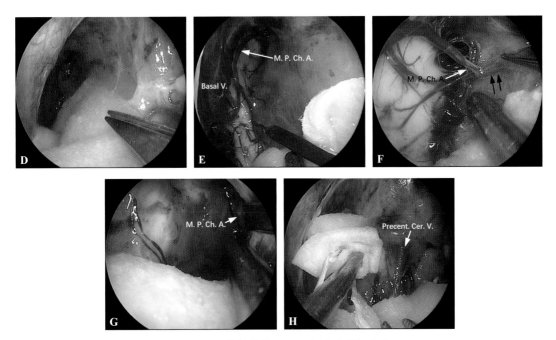

图 4 - 28 内镜中线 SCITA 切除生殖细胞瘤

　　肿瘤在四叠体池上方突破蛛网膜向天幕生长,肿瘤包裹了整个大脑大静脉系统。四叠体池蛛网膜切开前,见向四叠体池上方天幕生长的肿瘤(T),同时透过蛛网膜见到其内的小脑上动脉(A);切开一层蛛网膜后见,将小脑上动脉用脑棉覆盖并向下牵拉,见四叠体池内肿瘤(T)与天幕肿瘤相连(B);打开左侧四叠体池蛛网膜可以暴露肿瘤左侧边界,可见基底静脉(Basal V.)和脉络膜后内侧动脉(M. P. Ch. A.)及其分支供应肿瘤血供(C~F);分离四叠体池右侧蛛网膜见到右侧脉络膜后内侧动脉(M. P. C. A.)(G);肿瘤的后下方可见小脑前中央静脉(H)

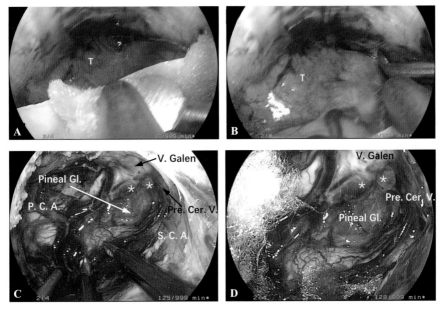

图 4 - 29 内镜中线 SCITA 切除松果体区天幕脑膜瘤

　　暴露肿瘤(T)(A);将肿瘤表面蛛网膜分离(B);肿瘤连同肿瘤的基底部-左侧天幕切除后,可以见到受肿瘤压迫右侧移位的小脑蚓部和小脑前中央静脉(Pre. Cer. V.)、松果体(Pineal Gl)和上方的大脑内静脉(白色 *)、大脑大静脉(V. Galen)、左侧天幕切除后暴露的左侧枕叶和大脑后动脉(P. C. A)(C,D)

从上述的病例中可以看到小脑前中央静脉及其汇入其中的静脉在手术中变异较多,这些静脉与手术的关系比较密切,有时为了手术的暴露必须牺牲这些静脉;有时这些静脉是肿瘤的回流静脉,如松果体静脉,在手术过程中常常需要电凝切断;顶盖静脉有时与肿瘤粘连,手术中如难以分离,可以电凝切断。大脑大静脉系统具有自身的蛛网膜结构,多数情况下蛛网膜完好,在分离肿瘤的过程中,主要的静脉可以得以保留。以往为了方便手术暴露,在中线 SCITA 手术入路中常规电凝切断小脑前中央静脉,手术后对患者的影响并不太大;但是目前手术中已经能够完整地保留这根静脉而不必电凝切断。手术过程中除了小脑前中央静脉及相关的流入这根静脉的小静脉外,其他与手术比较密切相关的静脉就是大脑内静脉,大脑内静脉是在第 3 脑室顶部帆间内的两个重要静脉,由侧脑室外侧壁的丘纹静脉和内前壁(透明隔前部)的隔前静脉在室间孔处汇合而成,沿途还有隔后静脉和脉络丛静脉等汇入其中,两侧的大脑内静脉并行在第 3 脑室顶部的两层脉络幕之间,先后在胼胝体压部下方汇入大脑大静脉,在此处帆间池也与四叠体池相交通。第 3 脑室的顶有 5 层结构组成,由上至下分别为穹隆、上层脉络幕、血管层(包括两侧的大脑内静脉及汇入其中的小静脉、脉络膜后内侧动脉及其分支)、下层脉络幕和紧贴在下方的脉络丛。由于大脑内静脉处在两层脉络幕之间,通常情况下手术中不会伤及。手术过程中常常会发现肿瘤的引流静脉汇入大脑内静脉,在电凝肿瘤引流静脉时就必须远离大脑内静脉,小心避免电凝损伤大脑内静脉;还有的肿瘤突破脉络幕侵犯大脑内静脉壁,手术难以分离,如果强行分离会造成大脑内静脉破裂,这是非常危险的,应该残留部分肿瘤,避免血管损伤危及生命。一旦出现血管破裂,应使用肌肉片,并使用小片 Surgicel 轻轻加压,然后用生物胶固定。千万不能电凝止血,因为电凝会造成大脑内静脉闭塞,危及生命。通常基底静脉和大脑大静脉与肿瘤关系不密切,我们在手术过程中仅仅发现 1 例肿瘤严重侵犯大脑大静脉系统的生殖细胞瘤病例,术中并未强行全切,只是大部分切除,这样保护了静脉结构,术后进行放化疗。

(2) 动脉解剖:上面所述主要为大脑大静脉系统的解剖,在松果体区相关的解剖中,动脉解剖相对比较简单,这一区域的动脉主要有:大脑后动脉及其分支脉络膜后内侧动脉、小脑上动脉。这些动脉都是由中脑前方脚间池,向后环绕中脑在环池内向后走行的,其中大脑后动脉主干在枕叶表面的脑沟走行,小脑上动脉到达四叠体池,然后走行到小脑表面,脉络膜后内侧动脉由四叠体外侧进入第 3 脑室顶部的帆间池,与大脑内静脉并行在帆间池内。大脑后动脉和小脑上动脉在脚间池内,由基底动脉发出;脉络膜后内侧动脉通常来源于大脑后动脉近端,可以 1～3 根,大多数起源于大脑后动脉的 P_1 或 P_2 段,也可以起源于 P_3 段或大脑后动脉的分支顶枕支或距状动脉,由这些远端的动脉逆行进入第 3 脑室顶部。脉络膜后内侧动脉在其行程过程中不断发出分支供应大脑脚、中脑被盖部、膝状体、四叠体、丘脑枕、松果体和丘脑内侧部。与手术关系比较大的是小脑上动脉和脉络膜后内侧动脉,前者是在手术入路的行程上,后者通常为肿瘤的供血动脉,术中需要分离出供血的动脉分支并将其电凝切断(图 4-30～4-32)。

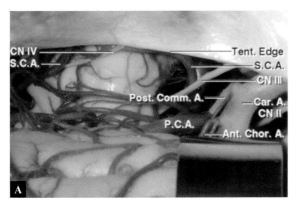

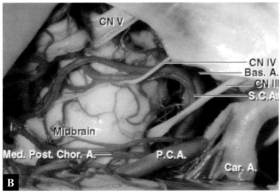

图 4 - 30　左侧侧方观

　　A：抬起左侧颞叶后暴露天幕裂孔的前方和侧方的大脑后动脉（P. C. A.）、小脑上动脉（S. C. A.）、脉络膜前动脉（Ant. Chor. A.）和脉络膜后内侧动脉（Med. Post. Chor. A.），P. C. A. 和 S. C. A. 分别在动眼神经（CN Ⅲ）上下走行、S. C. A. 和滑车神经（CN Ⅳ）在下方一起伴行环绕中脑，P. C. A. 和 Med. Post. Chor. A. 在上方一起伴行环绕中脑。B：切除岩骨嵴后的天幕可以更好地显露天幕裂孔中部的 S. C. A.、CN Ⅳ、三叉神经（CN Ⅴ），S. C. A. 在 CN Ⅴ上方行走，进入小脑中脑裂前部

　　（引自：RHOTON A L JR. Cranial anatomy and surgical approaches ［M］. Philadelphia：Lippincott Williams and Wilkins，2008.）

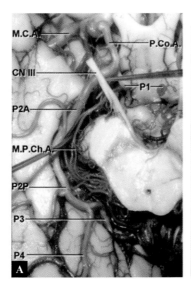

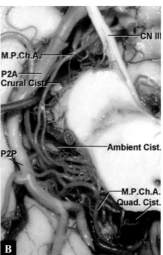

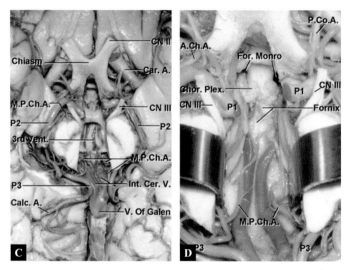

图 4‑31　下方观

　　右侧大脑后动脉(P. C. A.)和脉络膜后内侧动脉(M. P. Ch. A.)从中脑前方的脚间池向后在环池内环绕中脑行走,大脑后动脉主干最后行走在枕叶的脑沟内,脉络膜后内侧动脉进入四叠体池(Quad. Cist.),P. C. A. 的 P_2 段也有许多分支进入四叠体池(A 和 B);M. P. Ch. A. 最后进入第 3 脑室,在第 3 脑室顶部的帆间池与大脑内静脉一起伴行(C 和 D)

　　(引自:RHOTON A L JR. Cranial anatomy and surgical approaches [M]. Philadelphia:Lippincott Williams and Wilkins,2008.)

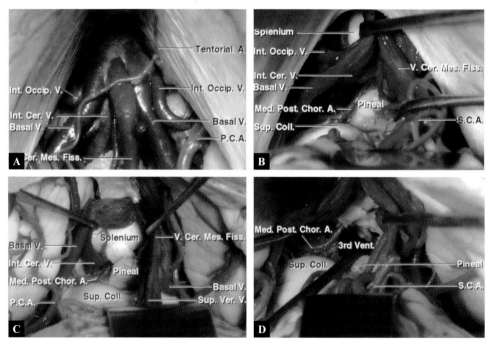

图 4‑32　后方观

　　可以见到大脑大静脉系统和侧方的大脑后动脉(P. C. A.)、后方的小脑上动脉(S. C. A.)和脉络膜后内侧动脉(Med. Post. A.)。天幕动脉(Tentorial A.)是由小脑上动脉发出的小分支;小脑上动脉形成许多襻,可以牵拉移位,脉络膜后内侧动脉在松果体外侧进入第 3 脑室(A～C);牵拉脉暴露第 3 脑室后方外部的结构,由上至下依次为胼胝体压部、松果体和上丘(C);D:向下移位松果体可以开放第 3 脑室(3rd Vent.)后部

　　(引自:RHOTON A L JR. Cranial anatomy and surgical approaches [M]. Philadelphia:Lippincott Williams and Wilkins,2008.)

在 MSCITA 的手术过程中,首先电凝切断小脑表面引流到天幕的桥静脉后,向前推进,常常会看见一根由四叠体池穿出并与天幕相连的游离小血管,比较细长并且扭曲行走,可以沿着这根血管将四叠体池充分打开,并能保留这根引路血管。这是小脑上动脉的分支——天幕动脉。这根动脉在以往的文献中没有介绍其作用,我们发现在手术过程中电凝切断桥静脉后,向前推进时首先遇到的血管结构就是天幕动脉,如果电凝切断这一小动脉,对功能影响不大,但是可以不电凝处理,沿着它可以开放四叠体池蛛网膜,可作为一个引导手术的解剖标志。由于这根动脉扭曲细长,手术中可以将其移位,能够一直保留完好(图 4 - 33、4 - 34)。

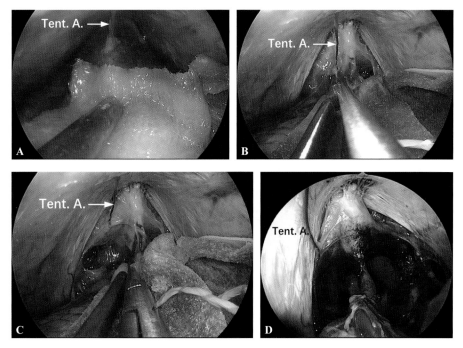

图 4 - 33　内镜 SCITA 切除松果体区室管膜瘤(Ⅱ级)手术

术中利用天幕动脉(Tent. A.)引导打开四叠体池蛛网膜,肿瘤切除后一直保留此动脉;同时小脑前中央静脉也得到保留

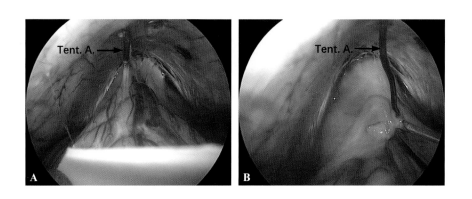

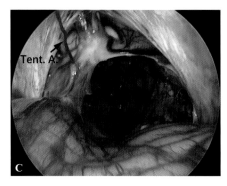

图4-34　内镜中线SCITA切除松果体区成熟畸胎瘤手术

术中先将小脑上蚓部与四叠体池的蛛网膜剪开,游离天幕动脉,然后开放右侧四叠体池切除肿瘤。可见天幕动脉一直保留完好

　　小脑上动脉在四叠体池内有时会形成许多襻,在术中切开四叠体池蛛网膜时,就需要当心,避免损伤动脉襻。这样的动脉襻虽然众多,但是常常在脑池内游离分布,偶尔有分支与蛛网膜相连,细心锐性分离和松解后,可以轻松移位动脉襻,用脑棉覆盖,避免阻挡手术操作。有时肿瘤向后方显著凸出,切开蛛网膜后就可以见到肿瘤,见不到小脑上动脉襻(图4-35)。

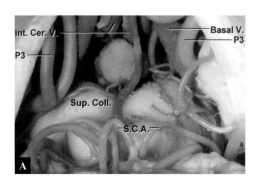

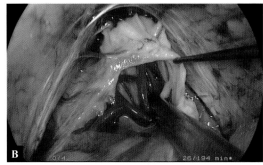
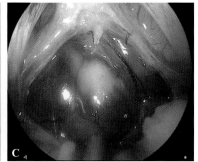

图4-35　四叠体池内小脑上动脉襻

四叠体池内小脑上动脉襻解剖(A),手术中切开蛛网膜,开放四叠体池后可见较多小脑上动脉襻(B);另一例未见到小脑上动脉,但直接暴露肿瘤(C)

（图A引自:RHOTON A L JR. Cranial anatomy and surgical approaches ［M］. Philadelphia:Lippincott Williams and Wilkins,2008.）

　　(3) 四叠体池蛛网膜解剖：四叠体池蛛网膜解剖在幕下小脑上入路切除松果体区肿瘤手术中具有非常重要的意义。以往的描写有较多的版本，为了便于理解，我们根据幕下小脑上入路的手术解剖需要进行描述介绍。四叠体池蛛网膜由外层和内层多层组成。外层蛛网膜是三角形游离层，两侧起自双侧枕叶内侧下方蛛网膜、上方顶部源自天幕裂孔后上方和大脑大静脉蛛网膜袖套、下方与小脑前上方蛛网膜相连。内层主要是包绕大脑大静脉及汇入其中的支流静脉表面的蛛网膜袖套和静脉之间连接袖套的蛛网膜组织，有许多的层次，最内侧是覆盖在前方结构（包括四叠体、松果体、丘脑枕和大脑内静脉等）的蛛网膜，四叠体池内除了静脉外，还有小脑上动脉和脉络膜后内侧动脉及其分支。四叠体池在上方比较窄，外层蛛网膜和大脑大静脉系统的蛛网膜袖套叠加在一起，就比较厚，还有许多蛛网膜系带与天幕相连。在以下 2 种情况下，由中线区切开蛛网膜较困难：一种是当小脑蚓部山顶较高时，就只能见到此处增厚的蛛网膜；另一种是前方的肿瘤较大，向后方压迫时也会造成多层蛛网膜被挤压与后方外侧蛛网膜融合，这样的多层蛛网膜会很厚和不透明，无法透过蛛网膜看到四叠体池内的结构。此种情况下，在中线切开蛛网膜困难而且危险。由于四叠体池侧下方相对空虚，脑池内结构少，蛛网膜层次较少，选择在四叠体池侧下方切开蛛网膜比较安全便利。在以下情况下，一种是小脑蚓部山顶较低时；另一种是肿瘤不大或位于较前方时，蛛网膜未明显压迫四叠体池，池内充满脑脊液（CSF），可以看到其内的小脑上动脉和上蚓静脉；在这两种情况下，可以透过菲薄的四叠体池蛛网膜观察其内的结构，在无血管区切开蛛网膜时可以避免损伤其内动静脉。具体将在手术章节中再做详细介绍（图 4 - 36、4 - 37）。

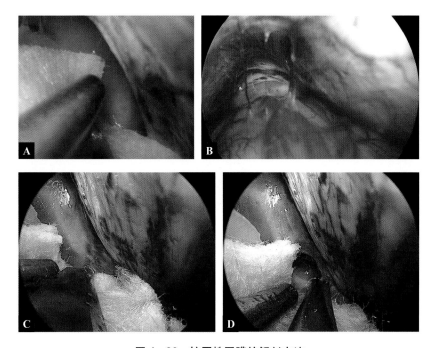

图 4 - 36　较厚蛛网膜的解剖方法

3 例内镜 SCITA 手术（A、B、C）患者四叠体池蛛网膜厚，山顶高。采用四叠体池侧下方切开四叠体池蛛网膜比较方便和安全（C 和 D）

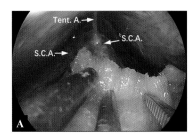
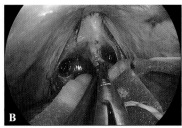

图 4‑37 菲薄蛛网膜的解剖方法

此病例四叠体池脑脊液充盈和蛛网膜菲薄,可以透过菲薄的蛛网膜看到其内的小脑上动脉
襻(S. C. A.)(A),这样可以比较安全地切开蛛网膜(B)

上述围绕四叠体池、大脑大静脉系统和主要动脉的解剖介绍是松果体区肿瘤手术的核心解剖。了解和掌握这些核心解剖,是松果体区肿瘤手术,特别是幕下小脑上入路的重要基础。在上述的解剖基础上,下面将介绍具体的手术方法,其中更要涉及具体的解剖和手术技术。显微镜下切除松果体区肿瘤的手术入路较多,主要有后纵裂经胼胝体入路、经枕天幕入路和幕下小脑上入路。而神经内镜下切除松果体区肿瘤采用幕下小脑上入路是最好的入路,完全不需要采用其他两个手术入路。幕下小脑上入路中有中线幕下小脑上入路和中线旁幕下小脑上入路 2 种,下面将分别予以介绍。

4. 中线幕下小脑上入路

(1) 体位和手术室布局:任何手术的患者体位的摆放,主要考虑患者的安全、手术者的舒适和手术区域解剖的易于暴露与理解。以往采用 MSCITA 比较多的采用坐位和俯卧位。其中,坐位运用更加普遍。俯卧位因不利于小脑下陷暴露松果体区和操作不便,较少使用。根据多年来运用体会,坐位手术虽然在手术区域的解剖上便于理解和小脑重力下陷较好,但是对患者更加危险,同时增加了术者的疲劳。对患者的危险主要是容易发生静脉气体栓塞和张力性气颅等危险,同时手术医师持续的不适体位也不易持久操作。针对这一情况,我们采用患者侧俯卧位的手术入路,这一体位不但与坐位一样,易于理解术中解剖和小脑下陷,更为重要的是,这种体位使患者安全、医师舒适,同时有利于术中内镜主机和视频显示器的放置。这种手术体位运用 Mayfield 三钉头架固定。目前,对于三钉头架的运用比较随意,为了避免三钉造成不必要的创伤、便于手术体位摆放和不影响手术操作,我们设计了相对合理的三钉固定方法。具体三钉的位置如图 4‑38、4‑39 所示。

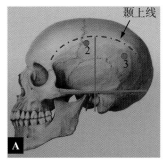
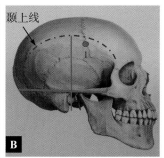

图 4‑38 三钉头架的三钉位置图示

图中 3 条线分别是过外耳道的垂直线、过颧弓的水平线和颞上线,三钉的位置都处于颞上线的稍内侧,左侧的两个钉的位置在蓝线的前上和后上象限(A),这样既稳定,又避免深入颞肌内;右侧的钉在前上象限(B),这样头架翻到前方,才能不碰到鼻尖

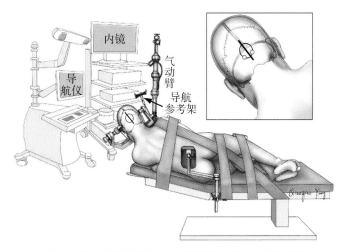

图 4‑39　左侧侧俯卧位中线幕下小脑上入路示意图

手术切口、开颅钻孔和骨窗，人之缝、上矢状窦、横窦和乙状窦的体表位置，术中需要神经导航确定横窦位置。图示内镜台车、导航仪、导航参考架和内镜气动臂的位置分布

　　侧俯卧位是一个非常好的手术体位，这种手术体位在近 20 年的大量实践中已经完全取代坐位和俯卧位用于松果体区肿瘤手术。用这个体位的手术具有摆放快速便利，手术中小脑下陷满意、解剖结构易于理解、未见空气栓塞和张力性气颅，以及手术医师舒适、操作方便等优点。

　　现代化的手术室一般都放置了许多手术设备，如何合理安放这些手术设备非常重要，这不仅仅关系到手术室的整洁性，甚至还会影响手术的安全。在我们的手术中最常用的是：麻醉单元、内镜系统、单双极电凝器、磨钻动力系统、神经导航系统、CUSA 和神经电生理监测系统。在幕下小脑上入路手术中我们的手术布局（图 4‑40）。这样的手术室布局有序，节省了手术室的空间，设备和人员相互干扰少。

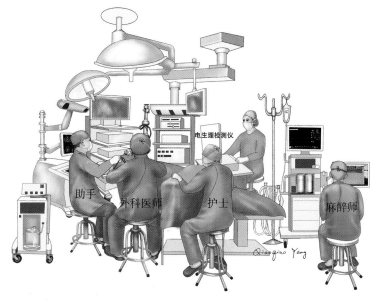

图 4‑40　内镜幕下小脑上入路手术体位、人员和设备的摆放和分布示意图

（2）手术切口和开颅：左侧侧俯卧位摆放完成后安装内镜气动臂，神经导航注册，定位横窦并划线标记。气动臂安装在手术者的右侧（也就是术者的对面），这样既不会阻挡手术操作，又有利于术中主刀可以在左手吸引管不离开术野的情况下，同时可以利用右手调节气动臂。导航的参考架也是安装在右侧，这样不会阻挡手术操作。注意气动臂和导航参考架不要相互干扰。跨窦汇中线切口 7 cm，窦汇上 3 cm、下 4 cm，用记号笔划线标记。导航验证后，消毒、铺无菌单和内镜气动臂套无菌套。内镜和各种设备连接。使用 5 ml 注射器在切口皮下注射 1：100 000 肾上腺素＋0.9％氯化钠溶液（0.1％肾上腺素 1 ml 加 0.9％氯化钠溶液 100 ml），然后切开皮肤和皮下组织，分离筋膜层，取 3 cm×3 cm 筋膜保留关闭硬脑膜时使用。侧俯卧位不利于暴露中线，切取筋膜后可以方便看到中线两侧的肌肉，有利于暴露中线。然后，继续单极电凝切开分离暴露枕骨，确认中线处的枕外粗隆及其下方的正中枕嵴。确认中线结构后，在两侧枕鳞部钻孔，铣刀跨横窦和窦汇开颅。通常，我们在枕下颅骨暴露的最低处中线的两侧使用磨钻各磨出一个颅骨孔，分离硬脑膜后分别向两侧铣刀开颅，最后再分离硬脑膜后使用铣刀或 3 mm 的 Kerrison 咬骨钳将两孔相连处骨质切除。铣刀在接近横窦和上矢状窦时，扩大磨除骨质切口形成骨孔后使用勺状剥离仔仔细细地分离横窦和上矢状窦，然后再铣刀跨窦切开颅骨。这样，小心分离横窦和上矢状窦，可以避免损伤横窦和上矢状窦。通常分离此处横窦和上矢状窦比较容易。在我们的手术中曾经有 2 例患者术中未分离横窦直接铣刀切开颅骨，造成横窦损伤。在出现横窦损伤后，我们使用薄薄的筋膜覆盖破口表面，再加一块明胶海绵压住，停止出血后使用薄层生物胶加固，这 2 例患者术后均安然无恙。手术中发现一些儿童患者的横窦非常充盈，表面骨质凹陷压迹很深，可能是由于松果体肿瘤术前脑积水严重，长期静脉高压所致。所以要强调细致小心地开颅，避免造成不必要的静脉窦出血。颅骨完全切开后，使用相对较宽的剥离仔分离颅骨与窦汇处的粘连，完全游离颅骨保存备用。通常颅骨与窦汇处硬脑膜粘连不明显，但是有一些患者有一定的粘连，有时有桥静脉连接窦汇和颅骨，需要小心分离颅骨，避免造成人为的窦汇撕伤，造成灾难性出血。我们一直非常小心地分离取出颅骨，没有出现窦汇的撕伤。颅骨切除后窦汇表面常常有一些小的桥静脉出血或渗血；此时，不需要电凝止血，以免造成出血口变大或损失窦汇表面硬脑膜，只需覆盖一层明胶海绵并使用脑棉加压即可。上述处理后，即使有持续的渗血，也不必进一步处理，随着手术进行，会自动停止出血。早期我们会在上方骨缘钻孔将枕部硬脑膜缝吊，以防出现枕部硬脑膜外血肿；后来放弃了这一操作步骤，并未发生硬脑膜外血肿，这可能是铣刀开颅比传统的线锯开颅，造成硬脑膜剥离较少有关。通常骨窗直径 3～4 cm（图 4-41、4-42）。

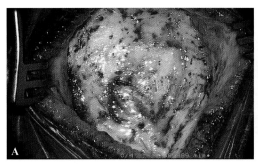
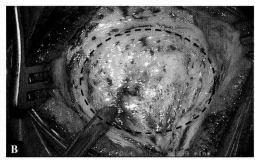

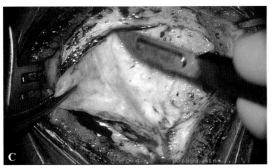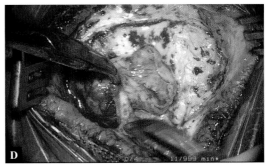

图 4‑41 裁取筋膜手术

切口切开后,皮下分离充分暴露筋膜层,然后取一块筋膜保留备用

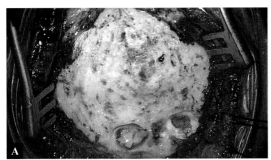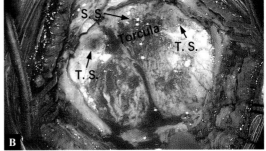

图 4‑42 跨横窦和窦汇枕部和枕下开颅

先在枕下中线两旁各磨除一个直径 0.5 cm 颅骨孔,分离硬脑膜后铣刀开颅

注:S. S.,上矢状窦,T. S.,横窦,Torcular,窦汇

(3) 硬脑膜切开:切开硬脑膜前需要确认脑压不高,手指轻轻触压硬脑膜确认比较松软后,方可切开硬脑膜。如果压力较高,必须采用麻醉手段,如:加深麻醉、降低 PCO_2 等;或使用脱水剂,如甘露醇。实施上述措施后,一般脑压会降低。早期我们曾经使用侧脑室枕角穿刺释放脑脊液,现在由于对显著脑积水有颅高压的患者,术前 1 周行 ETV;加上手术中合理降压,效果很好,已经放弃脑室穿刺引流降压的传统方法。偶尔我们会在术中使用枕大池开放释放脑脊液的方法。在接近骨窗的下缘切开硬脑膜,可以释放枕大池脑脊液。

后颅硬脑膜切开需要了解后颅硬脑膜的特点,与大脑半球之间存在大脑镰和上矢状窦一样,在后颅小脑半球之间有小脑镰和枕窦,这是我们在 MSCITA 中,切开硬脑膜的重要解剖(图 4‑43)。

当脑压下降后,可以分别切开两侧的小脑半球硬脑膜,在近中线处垫 2 块明胶海绵分开小脑和小脑镰,使用 2 个小蚁式钳夹闭枕窦,在两者之间切开枕窦和小脑镰,电凝或缝扎枕窦,延长硬脑膜切口到达横窦边缘,翻开硬脑膜瓣缝吊固定 3 针(图 4‑44,4‑45)。

在硬脑膜切开时要注意硬脑膜切口不能太高和太低。硬脑膜切口太高,将会造成枕窦切开后的上端破口接近窦汇,处理这一破口的空间不够。这时采用电凝的方法会造成破口皱缩到窦汇处,更加难以止血。此时直接使用缝合结扎止血较好。切口太低时,枕窦下端破口电凝时也会皱缩,这时皱缩到骨窗以下,处理困难;需要向下扩大骨窗暴露,此时也是直接结扎。不仅如此,太低的硬脑膜切开,会让缝合硬脑膜时操作困难。通常这一情况是由于术前定位横窦和窦汇太高,造成手术切口和开颅太高,横窦和窦汇下方的枕下开颅骨窗少,硬脑膜切开时空间不足所致。因此,术前的神经导航精准定位横窦和窦汇,非常重要(图4-46)。

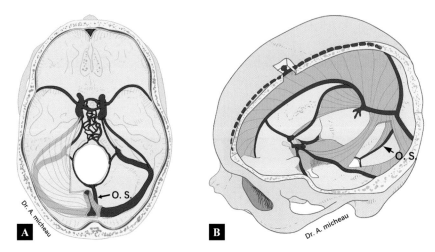

图4-43 静脉窦和相关解剖示意图

图中可以看到后颅的枕窦(O.S.)(A和B),切除右侧天幕可以看到下方中线的枕窦(A);切除部分左侧天幕可以看到小脑镰及其后缘的枕窦(B)

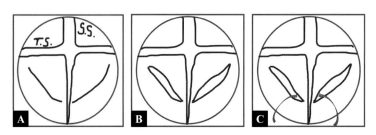

图4-44 切开硬脑膜示意图

先在两侧小脑半球切开硬脑膜(A、B),然后在近中线处垫入明胶海绵分开小脑和小脑镰(C)

注:T.S.,横窦;S.S.,上矢状窦

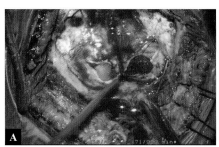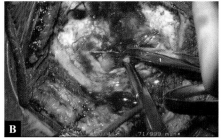

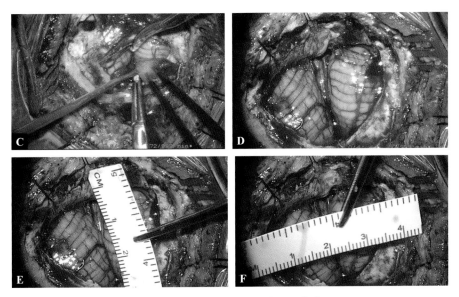

图 4‑45　枕窦和小脑镰的处理方法

硬脑膜两侧切开后在中线侧垫入明胶海绵(A),使用小蚊钳夹闭枕窦(B),切开枕窦和小脑镰,电凝枕窦,延长硬脑膜切开缝吊硬脑膜瓣(C、D),测量硬脑膜窗为 2.5 cm×2.5 cm(E、F)

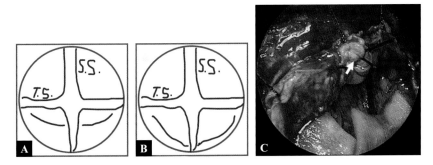

图 4‑46　硬脑膜切开不恰当示意图及手术图片

硬脑膜切口的位置太高(A)和太低(B)。这一例患者硬脑膜切开太高,只能缝合残留的上端枕窦破口(白色箭头)(C)
注:T.S.,横窦;S.S.,上矢状窦

我们曾对 1 例未使用导航定位,横窦和窦汇定位偏低,造成骨窗太低,未能充分暴露横窦和窦汇。这样,硬脑膜切开后骨窗上缘阻挡手术通道,需要增加上方骨质切除(图 4‑47)。

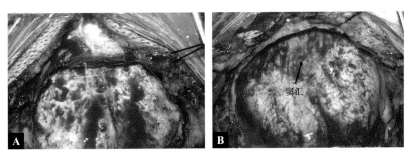

图 4‑47　开颅太低手术

本例横窦和窦汇定位太低,造成开颅太低,未暴露横窦和窦汇(A);扩大开颅后暴露横窦和窦汇(B)

（4）分离小脑和天幕：天幕后部与小脑之间有蛛网膜系带和桥静脉相连；另外，在桥静脉表面有蛛网膜袖套，蛛网膜袖套有系带与天幕相连。蛛网膜系带可能起着固定和保护桥静脉的作用，避免小脑移动造成桥静脉断裂出血。系带的形态、多寡变化较大。了解不同的蛛网膜系带的形态特点，利于术中辨认和分离。通常蛛网膜系带和静脉紧密相连或相邻，如果不辨明，就会盲目处理，会造成桥静脉的意外撕断，引起不必要的出血和损伤，污染手术视野。通常蛛网膜系带都可以轻松钝性分离，而不要过于用力，这样既可以使得系带断裂，同时又不会撕断桥静脉。有时蛛网膜系带成片将小脑半球固定在天幕下缘，使用剥离仔或剪刀等硬质器械分离可能会造成小脑挫伤，使用明胶海绵卷分离就可以保护小脑不受损伤（图4-48、4-49）。

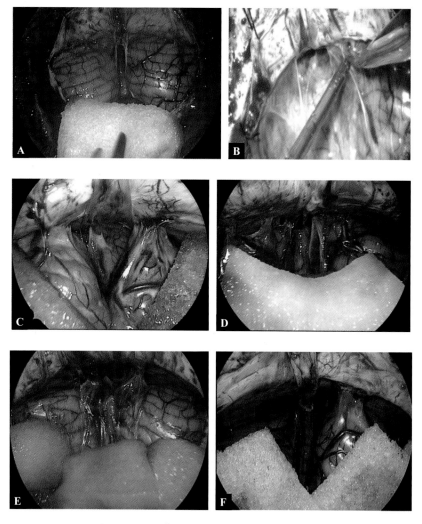

图4-48　天幕后部联系小脑的蛛网膜系带图

系带有时非常致密，完全封闭了幕下小脑上间隙的后部（A和B）；有时相对稀疏，部分封闭幕下小脑上间隙（C和D）；有的过度稀疏，仅仅局部存在（E和F）

注：B图是显微镜下手术图

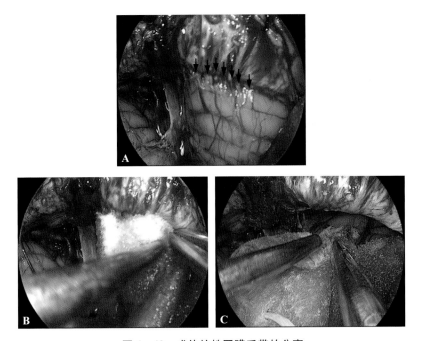

图 4 - 49　成片的蛛网膜系带的分离

这样的系带将小脑完全固定在天幕下缘(A),使用明胶海绵(B)加盖脑棉(C)可以轻松分离

　　幕下小脑上入路首先需要处理蛛网膜系带和中线附近的桥静脉。有时蛛网膜系带和桥静脉相似,有时桥静脉被系带所包裹或者阻挡,还有的蛛网膜系带将桥静脉固定在天幕下缘。因此,必须仔细操作辨认(图 4 - 50)。

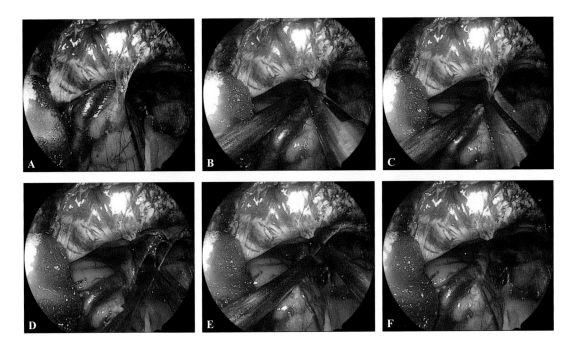

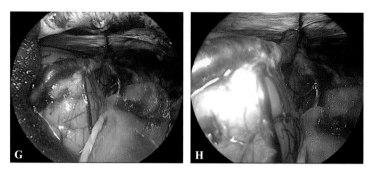

图 4 - 50　正确处理蛛网膜系带手术图

　　此例患者的蛛网膜系带阻挡住小脑表面向天幕引流的桥静脉,分离和切断系带后可以明确 2 根静脉的确切行程
(A～G),近距离内镜可以清楚地看到 2 根桥静脉一起汇合并注入天幕窦(H)

　　有时蛛网膜系带会将小脑表面静脉和桥静脉固定在天幕下方,需要耐心分离将系带分
开,游离静脉,继续分离出静脉引流至天幕窦的确切部位。这样,才能可靠而精准地电凝和
切断桥静脉(图 4 - 51)。

　　天幕和小脑后缘的蛛网膜系带相对比较容易辨认,深部的蛛网膜系带常常细长,与桥静
脉非常相似。轻轻地使用剥离仔即可拉断系带,而桥静脉必须电凝后剪断。如果不能肯定,
可以使用双极电凝镊轻轻拉动系带即可撕断,如果是桥静脉可以顺便电凝,再剪断(图 4 - 52)。

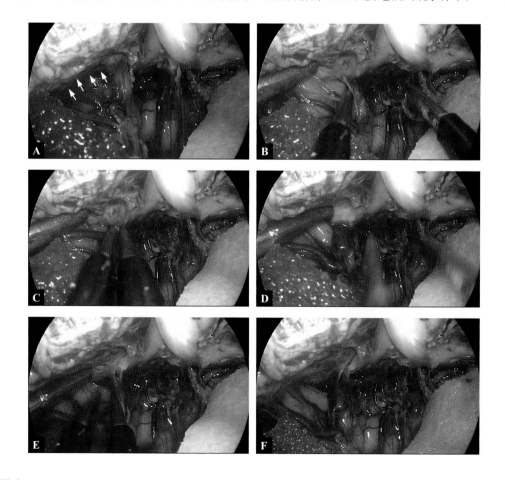

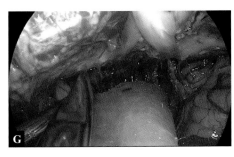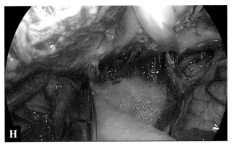

图 4‑51　分离蛛网膜系带和桥静脉

　　硬膜切开缝吊后所见,蛛网膜系带将小脑静脉固定在天幕下方(白色箭头,A),双极电凝镊钝性分离游离出这根静脉(B~E),继续锐性切断蛛网膜系带,明确静脉注入天幕窦处(F~H)

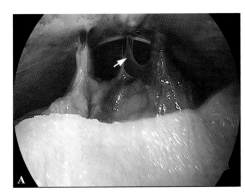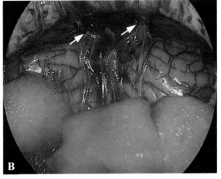

图 4‑52　蛛网膜系带(白色箭头)

A. 两侧是桥静脉,中间前方是系带,这根系带处于中间,与 2 个桥静脉成三角分布,可能是增加稳定,防止桥静脉在运动中撕断;B. 两侧皆为系带,不要误以为桥静脉

　　(5) 幕下小脑上间隙桥静脉的处理:MSCITA 不仅需要分离蛛网膜系带,还要电凝切断通道上的桥静脉。根据我们的统计,这个手术通路上遇到后切断的桥静脉数目差异较大,通常是 1~5 根,平均 2.8 根,极少数患者仅有 1 根,一半患者为 2 根。桥静脉具有蛛网膜袖套,发育良好的桥静脉蛛网膜系统,有系带和 2 层蛛网膜,内层紧贴静脉表面,是静脉袖套,内外层之间是蛛网膜下腔,内有动脉、支流静脉和脑脊液充盈。其实,这样的桥静脉蛛网膜系统和大脑大静脉的四叠体池一样,只是大小之分而已,外层蛛网膜和静脉表面的内侧蛛网膜之间是动脉、支流静脉和充盈的脑脊液。内、外层蛛网膜在上方相连,实际上是一层蛛网膜的返折,相连处也可以叫做袖套的袖口;内外层之间是蛛网膜下腔,有小动脉、支流静脉和脑脊液。这样的蛛网膜池与周围的蛛网膜下腔相通,动静脉和脑脊液也在这样的环境中存在。理解了这样小的桥静脉系统,就可以有助于理解大脑大静脉系统和四叠体池的关系,由此更加有助于对手术解剖的理解。在电凝处理这样的桥静脉时最好先分离系带,暴露出袖口与天幕之间游离的桥静脉段;此段静脉没有蛛网膜袖套,使用微型低功率滴水双极电凝切断;这样的细致处理,可以避免下方蛛网膜池内的动静脉受损,完整的蛛网膜池保留,也有助于防止小脑损伤(图 4‑53)。

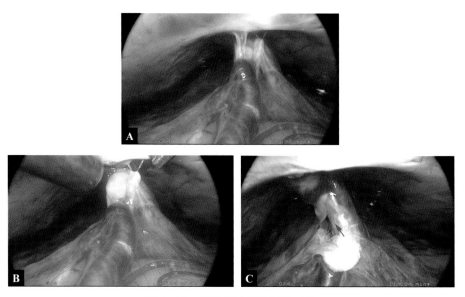

图 4 - 53　桥静脉及其蛛网膜系统

　　小脑上方回流到天幕的桥静脉有自己的蛛网膜系统保护,同时上方有蛛网膜系带与天幕相连(A),分离系带(B),透过透明的外层蛛网膜,可以看到其内的动脉襻;切开外层蛛网膜可以看到内层蛛网膜(袖套)紧贴静脉表面(红色箭头)。内、外层蛛网膜在上方相连,实际上是一层蛛网膜的返折,相连处也可以叫着袖套的袖口,袖口上方的静脉表面没有蛛网膜袖套,为游离段;内外层之间是蛛网膜下腔,有小动脉、支流静脉和脑脊液(C)

　　在幕下小脑上间隙具有众多的桥静脉,将小脑上表面的静脉汇集引流到天幕窦,也有直接汇入直窦的桥静脉。有时 2 根相邻的桥静脉汇合到一起汇入天幕窦或直窦,如同大脑内静脉等汇入大脑大静脉,大脑大静脉再汇入直窦一样(图 4 - 54)。

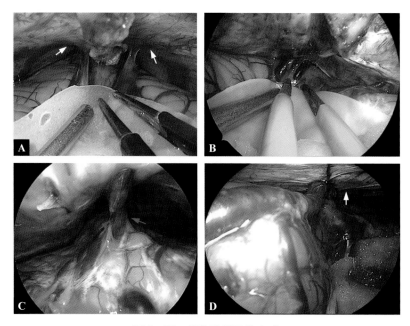

图 4 - 54　桥静脉引流的方式

　　有时引流到天幕窦(A 和 D),有时直接注入直窦(B 和 C);相邻近的桥静脉可以汇入一个总静脉,由总静脉再流入静脉窦(C 和 D),C 图中红色箭头分别是两根静脉,A 和 D 图中白色箭头指示天幕窦

　　上面已经介绍了桥静脉系统的解剖,涉及蛛网膜袖套和蛛网膜下腔内的动脉和支流静脉,下方还有小脑皮质。因此,电凝处理桥静脉时需要精准电凝,以免相关组织结构受到不必要的损伤。为了能够精准电凝,必须对桥静脉系统的蛛网膜系带松解,这样暴露在蛛网膜袖套与天幕之间的游离桥静脉就有一定的长度,再使用滴水双极镊低功率精细电凝这一段桥静脉,就可以避免损伤其他的结构。有时蛛网膜袖套上缘距离天幕较近,甚至紧贴天幕,游离的静脉较短或没有游离段静脉,电凝时紧贴天幕电凝。剪断电凝后的桥静脉一定要残留一小段在天幕上,以避免天幕窦出血。剪断桥静脉太过于接近天幕窦,容易出现天幕窦出血;不仅如此,缺失静脉残段的天幕窦出血,很难电凝止血。出血不但污染手术视野,而且即使费劲的成功止血,也会造成大片天幕窦闭塞。曾经在 1 例生殖细胞瘤手术过程中,电凝桥静脉的天幕端时,患者出现心跳骤停,停止手术操作,心跳逐步恢复正常,再次电凝又出现同样情况,反复数次。如果是直窦出血,结果更加麻烦、处理更加困难;直窦出血不要使用电凝止血,可以用一块肌肉片轻轻覆盖出血口,加盖 Surgicel 压迫固定,使用生物蛋白胶固定。如果不放心,可以在两侧缝合固定,但是切不可打结太紧,只是松松支撑,以防肌肉脱落。我们尚未遇到直窦出血的情况,上述方法是处理其他静脉窦出血时的方法借鉴和建议(图 4 - 55)。

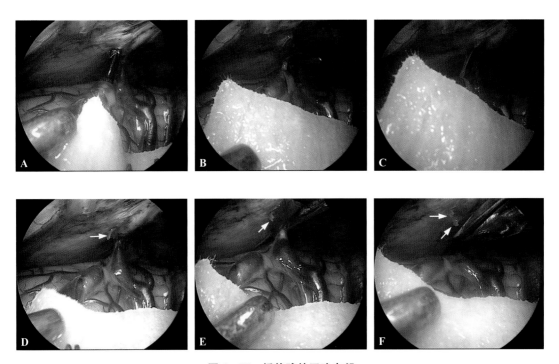

图 4 - 55　桥静脉的正确电凝

　　2 根相邻的桥静脉,后方游离段较长,前方较短。正确处理后下方的小脑及其表面静脉保留完好。桥静脉切断后残留一段在天幕(白色箭头)

　　对于手术路径旁边的桥静脉,有时力求保护,但是在手术的过程中放置脑棉,操作一不小心就会损伤这些静脉而出血,手术时需要加以小心(图 4 - 56)。

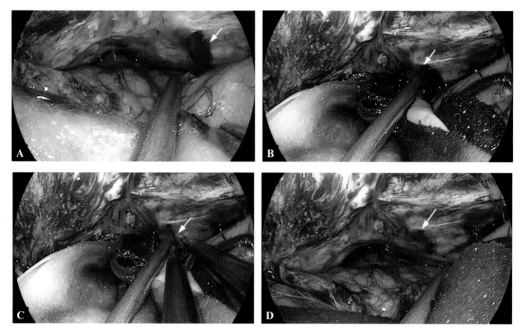

图 4-56　桥静脉误伤出血的处理

左侧一根桥静脉计划保留(白色箭头,A),术中被释放手套皮时不小心损伤出血(白色箭头,B),电凝止血(白色箭头,C),切断后天幕端电凝处(白色箭头,D)

(6) 开放四叠体池:松果体区肿瘤中除了生长于四叠体池后方的天幕脑膜瘤外,松果体实质细胞肿瘤、生殖细胞肿瘤、脑干和丘脑胶质瘤都位于四叠体池或处于第 3 脑室后部,除非肿瘤生长突破了四叠体池,到达其他部分,采用幕下小脑上入路(supratentorial infracerebellar approach,SCITA)都需要从后方开放四叠体池,并根据切开需要进一步开放相应的静脉之间的蛛网膜和/或电凝切断相应的静脉。关于四叠体池及其内动静脉的解剖,在前述解剖的章节已经做了详细的介绍,以下主要介绍我们是如何进行四叠体池的解剖的以及如何解决可能遇到的问题的,为同道提供一种比较安全可靠的手术方法。

四叠体池内有丰富的动静脉组织,有时肿瘤甚至充满四叠体池,四叠体池的后方又被高高的小脑上蚓部的山顶挡住,以往显微镜手术时代常常需要使用脑压板将小脑上蚓部山顶向下牵拉才能暴露部分四叠体池后方蛛网膜,现在内镜可以伸到四叠体池的后方,可近距离观察,较显微镜暴露方便。虽然内镜可以近距离暴露四叠体池后方,但是由于小脑山顶结构高低和四叠体池后方蛛网膜厚薄不一,四叠体池内动静脉结构不同,以及肿瘤大小占据四叠体池内空间的不同,不同的病例手术暴露的范围不同,开放四叠体池的难度不一。对于四叠体池后方蛛网膜比较薄而透明、山顶较低、内部动静脉不太丰富和池内脑脊液充盈比较丰满的患者,开放比较容易;反之,难度增加。

开放四叠体池从何处下手? 如果四叠体池蛛网膜比较菲薄透明,可以看到池内的血管,此时直接从中线部位开放四叠体池蛛网膜比较方便安全。在解剖四叠体池时要注意其中的众多动静脉,小心解剖,钝性和锐性分离并用,防止损伤血管。通常池内的游离血管以小脑上动脉襻为主,有时少,有时非常多,但是可以移位,安全分离。在细致分离解剖蛛网膜时明显的小脑上动脉襻不易损伤,但是需要注意观察其细小的分支动脉,避免损伤。池内静脉系统有蛛网膜袖套,比较固定,可以一一解剖(图 4-57～4-59)。

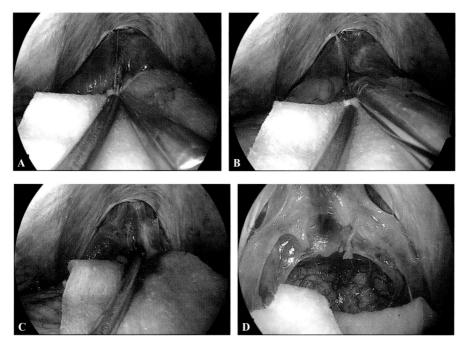

图 4-57 解剖四叠体池

此患者四叠体池蛛网膜菲薄透明,可以见到池内的小脑上动脉襻(A);剪刀直接剪开无血管区的蛛网膜,开放脑池(B);在解剖的过程中不小心损伤小脑上动脉的小分支,造成出血(C);电凝止血后进一步解剖分离,暴露上丘(D)

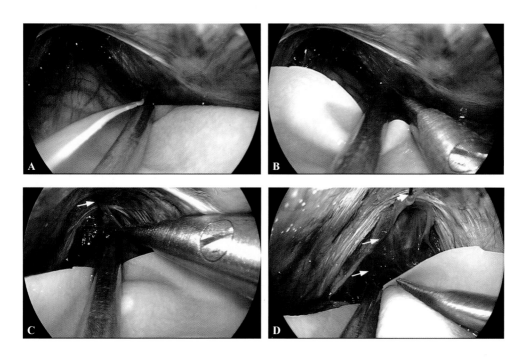

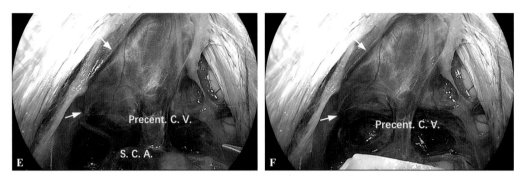

图 4 - 58　解剖四叠体池

　　此患者四叠体池蛛网膜菲薄透明,见小脑上动脉(A);先在右侧方刺破蛛网膜释放脑脊液(CSF)(B);在天幕动脉(白色箭头)下解剖蛛网膜(C);解剖蛛网膜后暴露了脑池内的天幕动脉行程(白色箭头)(D～F)、小脑上动脉(S. C. A.)(E)和小脑前中央静脉(Precent. C. V.)(E、F)

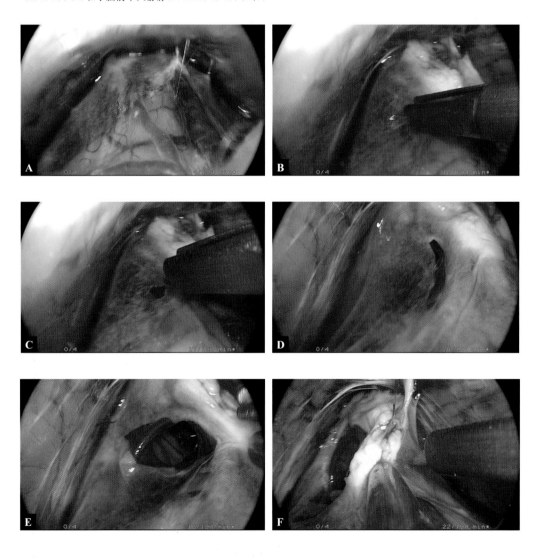

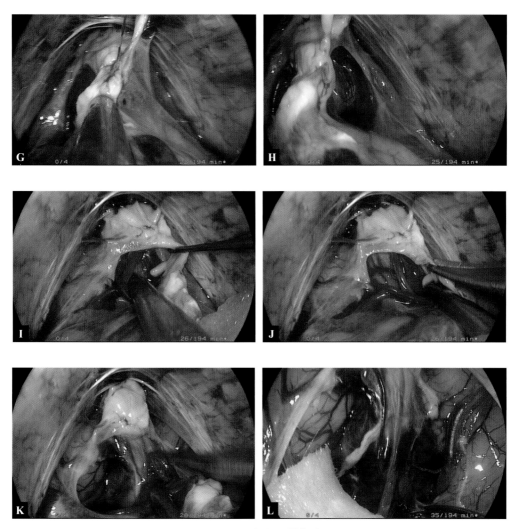

图 4‑59　解剖四叠体池

　　此病例四叠体池蛛网膜菲薄透明,透过菲薄的蛛网膜可以见到池内的小脑上动脉(A);先在中线的左侧无血管区使用德国 Carl Storz 公司的伸缩尖刀刺破蛛网膜(B、C);然后使用显微剪刀扩大破口(D、E);进一步在中线右侧无血管区同样使用伸缩尖刀刺破蛛网膜(F、G);显微剪刀扩大破口(H);显微剥离仔分离将小脑上动脉襻和中线部位增厚的蛛网膜分开,这样使用显微剪刀安全剪开这部分蛛网膜(I、J);进一步使用显微剪刀分离开放四叠体池暴露小脑前中央静脉等相关静脉(K、L)

　　当遇到四叠体池蛛网膜增厚不透明时,难以切开,常常在费劲地切开过程中牵拉造成蛛网膜系带由天幕切迹顶端撕断,出现静脉出血,流下的血液影响下方手术操作(图 4‑60)。其实蛛网膜本身较薄,常常是由于多层蛛网膜叠加造成蛛网膜增厚,在正常情况下,四叠体池蛛网膜在中央的上方较厚(接近天幕切迹顶端),是由于此处静脉汇聚,外层蛛网膜下静脉袖套之间的蛛网膜叠加增厚造成。如果小脑上蚓部位置较高或天幕不太陡峭,也就是上蚓部和天幕切迹顶端接近时,中线区域暴露的蛛网膜处于较高位,此时在中线解剖蛛网膜,就会因为此处蛛网膜增厚而变得困难。另一种情况是:对于在松果体区有较大的肿瘤,如果肿瘤较大而向后方推压,会将肿瘤后方的多层蛛网膜挤在一起,也会形成较厚的蛛网膜层,这在许多的病例中得到证实。由于这些蛛网膜长期挤在一起,有时已经相互融合,很难分开,在切开时就比较困难。我们早期的病例采用中线切开,发现比较费力,也会因为反复操作造成上方系带撕断出血。在上面的解剖介绍中已经讲过,四叠体池侧下方蛛网膜层次比较少而容易切开,可以在侧下方先解剖四叠体外层蛛网膜,然后向上向内侧逐步切开蛛网膜,开放四叠体池(图4-60、4-61)。

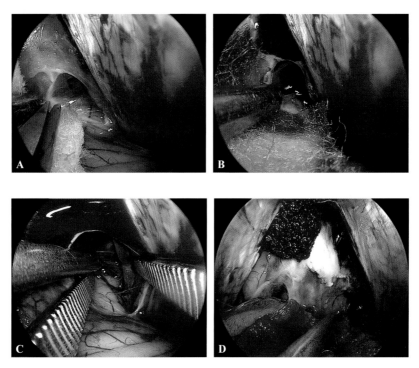

图4-60 天幕切迹顶端系带撕伤出血

四叠体蛛网膜开始切开(A),进一步解剖蛛网膜时牵拉过重造成上方蛛网膜系带撕伤,天幕切迹顶端出血流向下方(B、C)。放松牵拉和明胶海绵压迫即可止血(D)

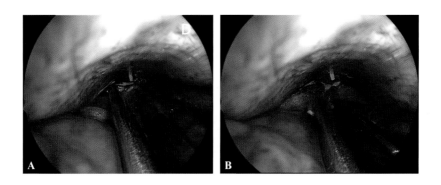

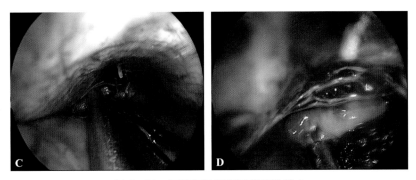

图 4 - 61　天幕切迹顶端系带撕伤出血

女性，10 岁，上蚓部和天幕切迹顶端接近，暴露的中线顶端蛛网膜厚，操作空间又小，切开困难（A）。牵拉蛛网膜造成天幕切迹顶端后方出血，压迫止血后，近距离观察到天幕切迹顶端后方硬脑膜结构有一些裂隙（A～D）

　　（7）暴露肿瘤：前面已经描述，除了脑膜瘤在四叠体池后方，其他松果体区肿瘤都是在四叠体池前方或已经占据了四叠体池的空间。如果肿瘤位于四叠体池前方和第 3 脑室后部，打开四叠体池外侧蛛网膜还不会看到肿瘤，必须进一步切开联系静脉蛛网膜袖套的蛛网膜，通过静脉间隙，才能充分暴露肿瘤的后方。这样的蛛网膜可以一层，也可以多层，手术暴露肿瘤后方的关键就是细心地逐层切开静脉间蛛网膜。当肿瘤已经占据四叠体池原有空间时，也必须逐层开放粘连在一起的蛛网膜，但是这时由于蛛网膜层次不太清晰，加上静脉也会被挤在一起，需要格外小心。四叠体池内有许多的小脑上动脉襻，常常较大的动脉襻是游离的，牵拉时不会出现危险，但是有时动脉的细小分支会与蛛网膜相连，需要将小分支游离，才能移动动脉襻，否则会将小动脉从主干上撕断，造成出血，这样的出血不要直接电凝，一旦电凝会损伤动脉主干。此时采用一小片肌肉压迫即可止血，并使用生物蛋白胶固定（图 4 - 62～4 - 64）。

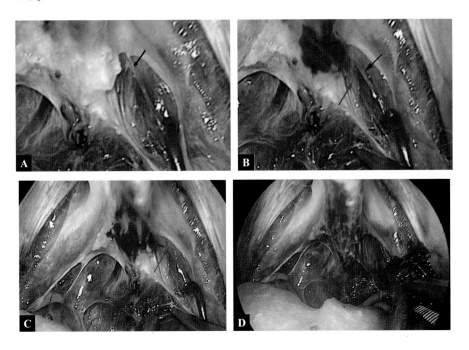

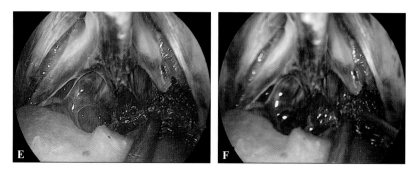

图 4-62 解剖分离动脉出血的处理

　　术中小脑上动脉襻有一小分支动脉襻,此襻有蛛网膜相连(黑色箭头)(A);在没有切开蛛网膜游离小动脉襻时,牵拉动脉襻造成分支小动脉(黑色箭头)从动脉襻上撕裂,造成喷射性出血(红色箭头)(B);进一步牵拉,完全撕断小动脉后,可见喷射的血柱(红色箭头)(C);采用小片肌肉压迫堵塞止血,Surgicel 和生物蛋白胶加固(D～F)

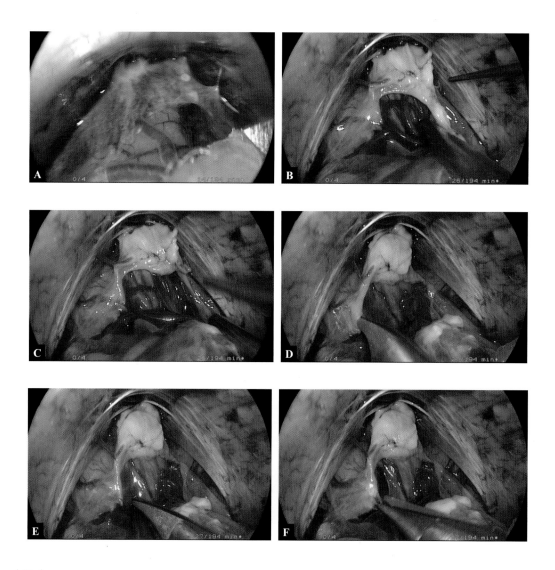

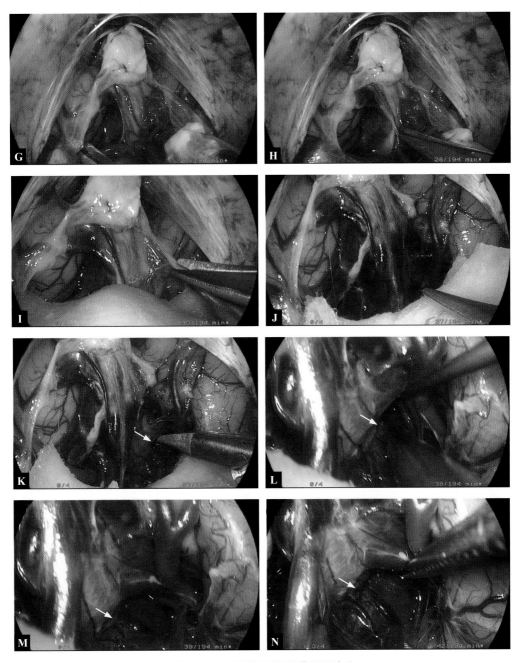

图 4 - 63 分层切开蛛网膜暴露肿瘤

四叠体池第 1 层蛛网膜切开前后(A、B);第 1 层蛛网膜切开后,见小脑上动脉襻较多(B、C);将左侧小脑上动脉襻向下移位后暴露第 2 层蛛网膜(D);切开第 2 层蛛网膜,可见第 2 层蛛网膜是小脑前中央静脉蛛网膜袖套与枕叶内下方蛛网膜之间的蛛网膜,与第 1 层蛛网膜在枕叶内下方融合(E～H);同样的方法,将右侧第 2 层蛛网膜暴露(I)和切开(J);最后将大脑内静脉的蛛网膜袖套(箭头)从肿瘤右侧表面推向上方(K),暴露肿瘤右侧后方及其表面的松果体静脉。此时,大脑内静脉的蛛网膜袖套仍然盖在肿瘤的上表面(L～N);注意避免打开大脑内静脉蛛网膜袖套,这样会损伤其内的大脑内静脉

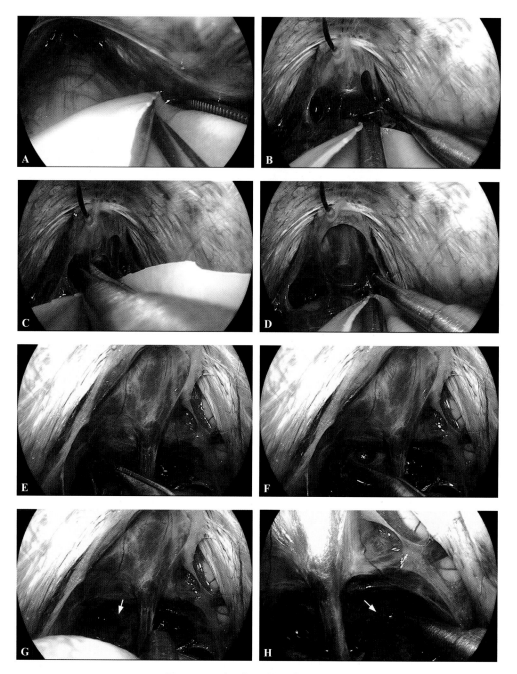

图 4-64 分层切开蛛网膜暴露肿瘤

切开第 1 层蛛网膜(A、B);切开第 2 层暴露小脑前中央静脉(C、D);在下方切开第 3 层蛛网膜(小脑前中央静脉外侧)(E、F);最后将覆盖肿瘤后表面的大脑内静脉蛛网膜袖套(箭头)从肿瘤表面分离向上推开,暴露肿瘤后部,可见肿瘤表面受压的松果体静脉(G、H)

　　当肿瘤占据了四叠体池时,常常将各层蛛网膜挤在一起,感觉蛛网膜增厚了许多,其实是许多层的融合。在此时手术暴露需要切开厚厚的蛛网膜,但有时比较困难。以往我们在中线处切开时,操作费力。后来我们选择在侧下方切开时,就比较方便(图 4-65、4-66)。

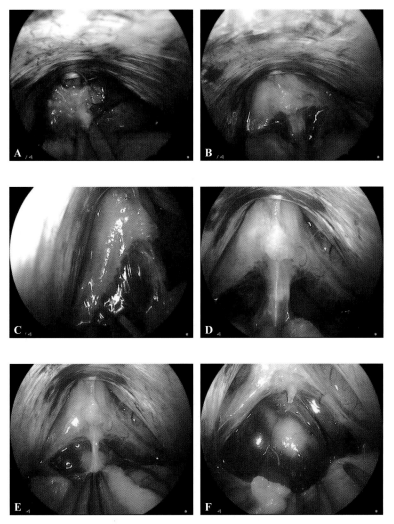

图 4 - 65　分层切开蛛网膜暴露肿瘤

　　蛛网膜较厚,切开第 1 层(A 和 B);肿瘤把蛛网膜和小脑前中央静脉向后推压,再切开第 2 层就看到肿瘤(C、D);电凝小脑前中央静脉(E);切断电凝后的小脑前中央静脉,充分暴露了肿瘤后部(F)

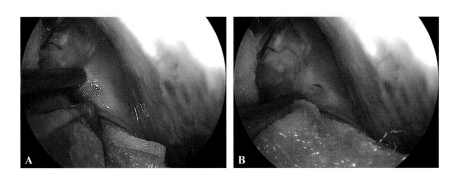

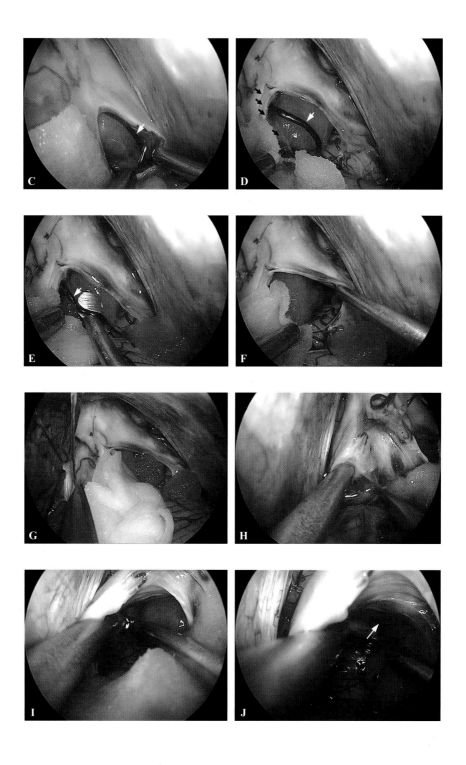

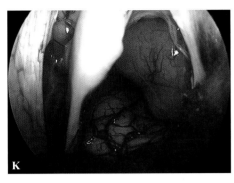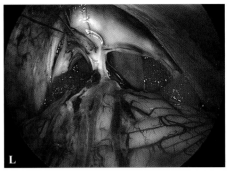

图 4-66　分层切开蛛网膜暴露肿瘤

暴露右侧四叠体蛛网膜,可见蛛网膜增厚,不透明,准备切开(A);切开一小口(B);扩大切开蛛网膜,暴露肿瘤和肿瘤表面的上丘静脉或称顶盖静脉(白色箭头),可见增厚的蛛网膜由多层蛛网膜组成(黑色箭头)(C,D);游离上丘静脉(E);进一步分离暴露肿瘤(F);切开四叠体池后正中蛛网膜(G)并进一步切开左侧蛛网膜外层(H);进一步切开内层蛛网膜暴露肿瘤(I);分离肿瘤左上方,透过蛛网膜袖套可见大脑内静脉(白色箭头)(J)。左侧肿瘤暴露后(K);两侧蛛网膜解剖暴露肿瘤后,明胶海绵暂时保护,中间为小脑前中央静脉及其蛛网膜袖套(L)

(8)分离和切除肿瘤:松果体区肿瘤的后方四叠体池开放后分层暴露肿瘤的后部,接下来就是要分离和切除肿瘤。不同类型的松果体区肿瘤有所区别,从手术解剖的角度,在这里我们分 4 类肿瘤:①松果体本身来源的生殖细胞肿瘤和松果体实质细胞肿瘤;②丘脑和中脑来源的神经上皮来源肿瘤及海绵状血管瘤;③脑膜瘤;④其他如胆脂瘤。在此分别予以介绍。

生殖细胞肿瘤是主要的松果体和第 3 脑室后部肿瘤。类型众多,其中最常见的是生殖细胞瘤和混合型生殖细胞肿瘤。在复旦大学附属中山医院收治的病例中,这两类占所有松果体区肿瘤的 35.1%。这类肿瘤病理学类型较多,按照肿瘤解剖的特点可以分为良性畸胎瘤和其他生殖细胞肿瘤。良性畸胎瘤有坚韧完整的包膜,肿瘤长期缓慢生长,患者可以代偿适应,直到肿瘤巨大无法代偿时出现症状就诊。这类肿瘤手术中可以分离出完好的界面,而且可以不损伤周围正常组织,手术全切后预后良好。其他生殖细胞肿瘤包括生殖细胞瘤、恶性畸胎瘤、胚胎性癌、绒毛膜癌、卵黄囊瘤和混合型肿瘤。此类肿瘤中以生殖细胞瘤和混合型生殖细胞肿瘤最为常见,除非肿瘤巨大侵袭生长,大多数肿瘤边界清楚,但是肿瘤的侧方和下极常常侵犯丘脑和脑干,虽然边界清楚,由于肿瘤破坏了脑组织的软脑膜,没有膜结构的保护,分离时常有丘脑和脑干的损伤。肿瘤的前方是第 3 脑室腔,肿瘤的后方和上方由于存在蛛网膜界面,比较利于分离。在肿瘤的上方和后方有静脉的包裹。这些静脉中有正后方的小脑前中央静脉、侧后方的松果体静脉和顶盖静脉、上方的大脑内静脉。这些静脉中松果体静脉是主要的肿瘤引流静脉,必须牺牲。其他静脉有蛛网膜袖套保护,理论上大多是可以与肿瘤分开的。顶盖静脉,有时可以分离保留,但是如果肿瘤较大,静脉较细时,很难保留,需要行电凝切断。小脑前中央静脉由于处于肿瘤的后正中,阻挡肿瘤的暴露,以往文献介绍需要常规电凝切断。近几年,随着技术的进步,我们尝试保留这一静脉取得了成功,现在已经常规保留这一静脉。大脑内静脉一般容易分开,少数情况下即使肿瘤侵犯,也可以残留部分肿瘤,保留静脉。大脑内静脉一旦损伤,不能电凝,只能使用肌肉片加其他止血材料压迫止血;如果电凝止血,很可能造成静脉闭塞,导致脑深部结构静脉回流障碍,引发严重水肿,危及生命。以下就不同类型肿瘤的典型病例的治疗情况介绍如下。

　　首先介绍一下良性畸胎瘤。良性畸胎瘤是一个边界非常清楚的良性肿瘤,有完整的包膜,为表面光滑的圆形、椭圆形或分叶状肿瘤,易从周围的脑组织上剥离,仅部分与脑组织粘连紧密,很少为浸润生长,大多数是对周围组织压迫。肿瘤触诊较韧,切面为大小不等的囊腔,实性部分的色泽和硬度依不同组织而异,囊内可有水样黏液样或脂样物(似上皮样囊肿组织),有时肿物有油状物破入脑室。因比重关系,在脑室内自由移动,这也是术前确诊的一个指标。实性部分内可嵌有骨骼、牙齿和软骨,常有毛发混杂其间,有时因陈旧出血,囊内可含有咖啡状液体。由中线入路,我们逐层打开四叠体蛛网膜暴露肿瘤后,电凝肿瘤后方中央的小脑前中央静脉,进一步分离肿瘤边界。肿瘤的上界和双侧界面为静脉表面的蛛网膜,较易分离。在肿瘤表面不仅有松果体静脉和/或顶盖静脉,还有一些肿瘤的其他引流静脉。这些静脉可以向侧方基底静脉引流,也可以向上方的大脑内静脉或大脑大静脉引流,需要细心分离蛛网膜界面后确认这段静脉,电凝切断。在电凝静脉时,要离开主干静脉,在肿瘤端电凝,以免造成主干静脉的电凝损伤。在双侧还有肿瘤的供血动脉,需要处理。肿瘤供血动脉往往来源于脉络膜后内侧动脉和顶盖动脉的分支,其中顶盖动脉的上丘动脉往往是大脑后动脉分支供血、也可以是脉络膜后内侧动脉分支供血,下丘常有小脑上动脉分支供血。在处理肿瘤供血时一定要将肿瘤供血动脉分离,并确认无疑,再电凝切断,也是同样在肿瘤端电凝切断,以免损伤主干。肿瘤的供血动脉和引流静脉处理完毕后,继续分离,肿瘤上方和后侧方有静脉的蛛网膜边界保护,可以不损伤周围结构。当肿瘤的两侧方和上方界面完全游离后,最后处理下方界面。当肿瘤比较大时可以与下界的脑干和前侧方的丘脑有轻度粘连,手术分离后会有一定的创面,使用 Surgicel 覆盖保护即可。前方为第 3 脑室腔。当周边完全游离后,可以安全取出这块肿瘤。最后吸除流入第 3 脑室内的血凝块和肿瘤破溢出的油脂样内容物,反复用温盐水灌洗,查找活动性出血点和清洗油脂液,直到清晰为止(图 4 - 67~4 - 71)。

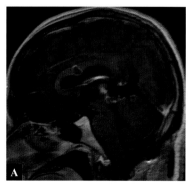
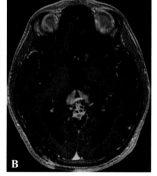

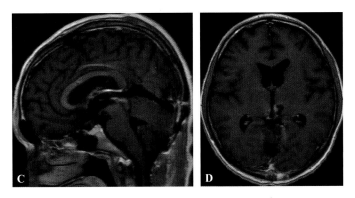

图 4 - 67　良性畸胎瘤术前术后 MRI 片

男性,27 岁,术前矢状位和轴位增强 MRI 扫描(A 和 B),A 图显示胼胝体有 ETV 痕迹;术后
矢状位和轴位增强 MRI 扫描(C 和 D),显示肿瘤全切除

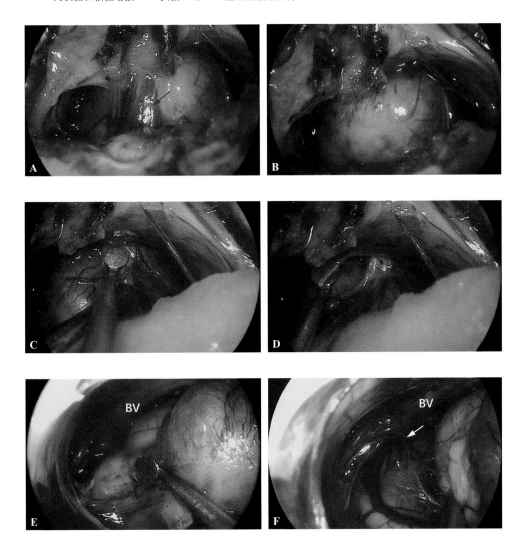

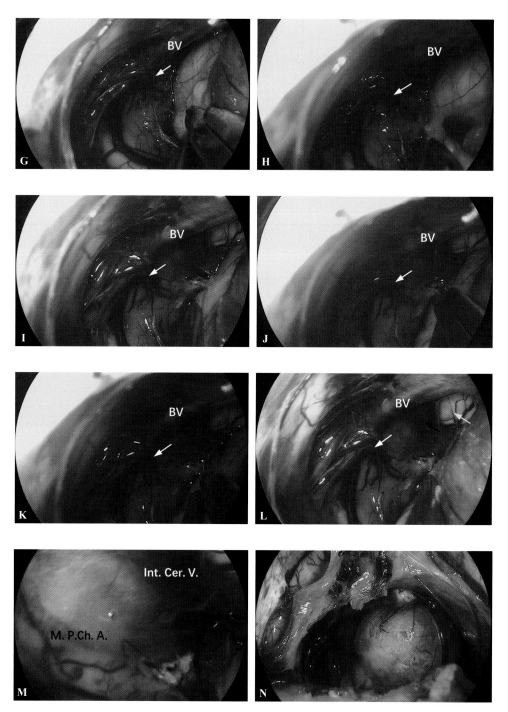

图 4 - 68　分离和切除松果体区良性畸胎瘤第一部分

切断小脑前中央静脉和分离切断左侧供血动脉。电凝切断小脑前中央静脉及其左侧的天幕动脉,进一步分离暴露肿瘤后部(A～D);分离肿瘤左侧界面,暴露肿瘤左侧供血动脉为上丘动脉(顶盖)(白色箭头)的分支,电凝切断,继续分离开放左前方,暴露第3脑室。此过程中侧方的基底静脉(BV)、大脑内静脉(Int. Cer. V.)(L图中黑色箭头)、脉络膜后内侧动脉(M. P. Ch. A.)和胼胝体压部(L图中黄色箭头)可以见到(E～N)

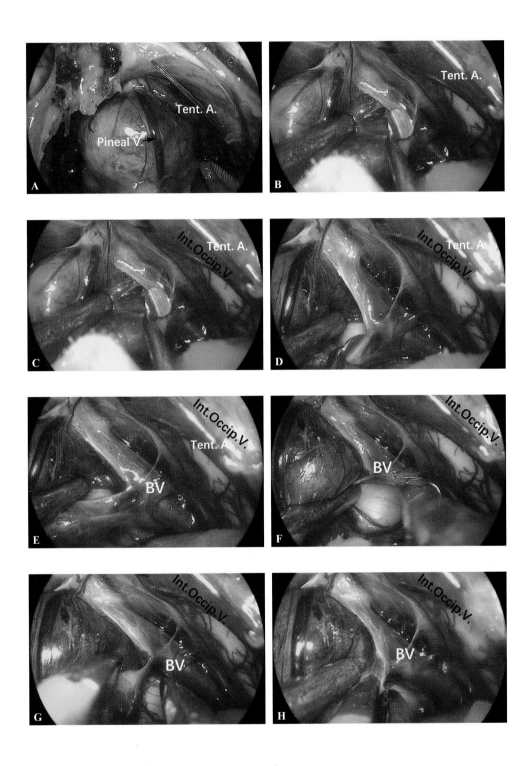

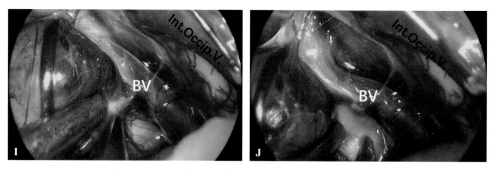

图 4 - 69　分离和切除松果体区良性畸胎瘤第二部分

　　分离切断肿瘤右侧引流静脉。分离肿瘤表面蛛网膜,确认引流向右侧基底静脉(BV)的静脉,电凝切断(A～J)。可见右侧枕内侧静脉(int. occip. V.)、肿瘤后表面的松果体静脉(Pineal V.)和右侧天幕动脉(Tent. A.)

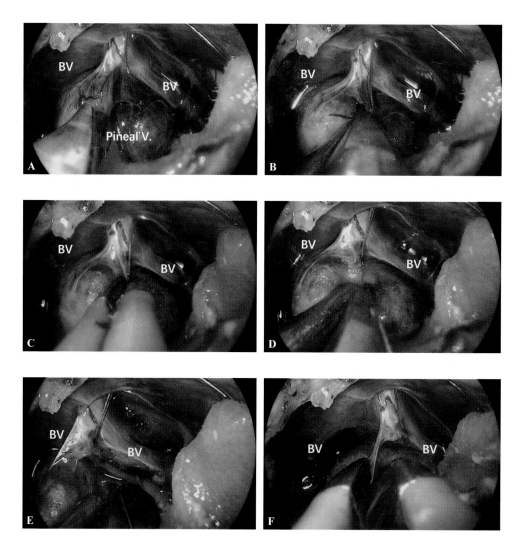

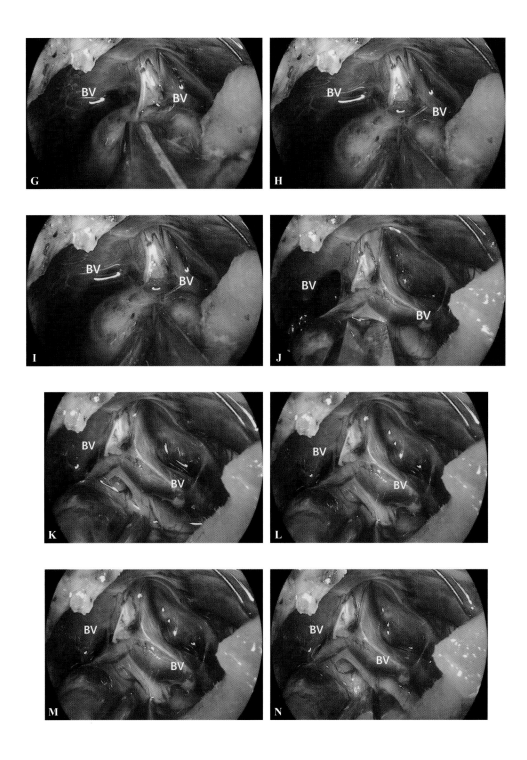

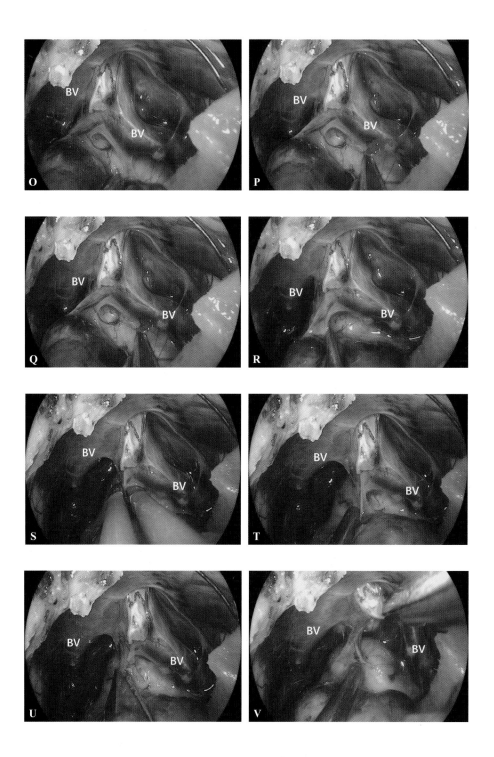

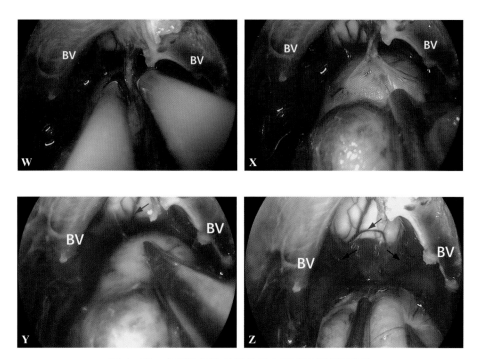

图 4-70 分离和切除松果体区良性畸胎瘤第三部分

分离切断肿瘤上方引流静脉。分离松果体静脉,此静脉引流向右侧基底静脉(BV)靠近注入大脑大静脉处,电凝切断(A~E);分离肿瘤表面蛛网膜,确认引流向右侧 BV 的静脉,电凝切断(F~Y);肿瘤上方静脉电凝切断后,向下牵拉肿瘤,可以暴露上方大脑内静脉(黑色箭头)和胼胝体(红色箭头)(Y~Z)。可以发现这例患者的两侧大脑内静脉分别引流注入到两侧的基底静脉

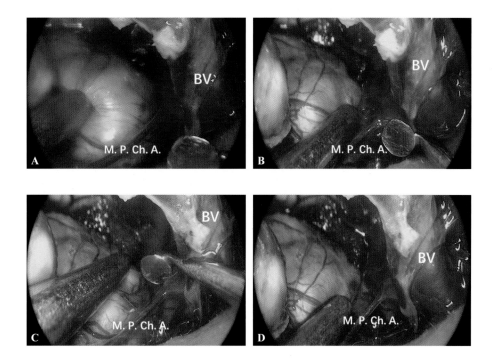

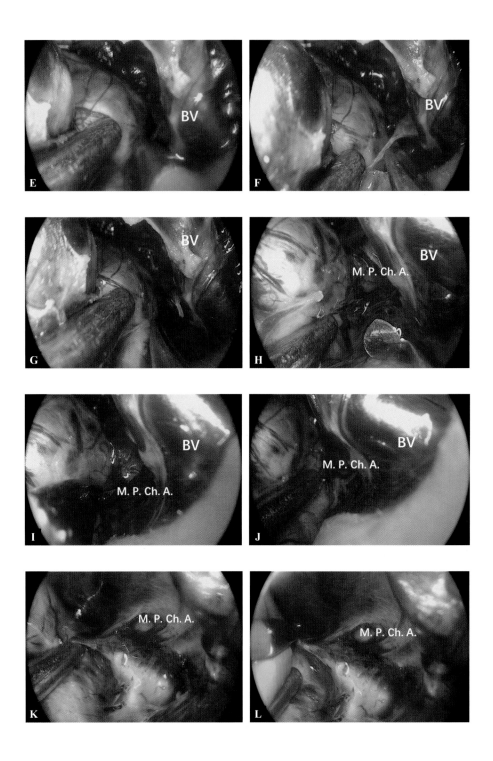

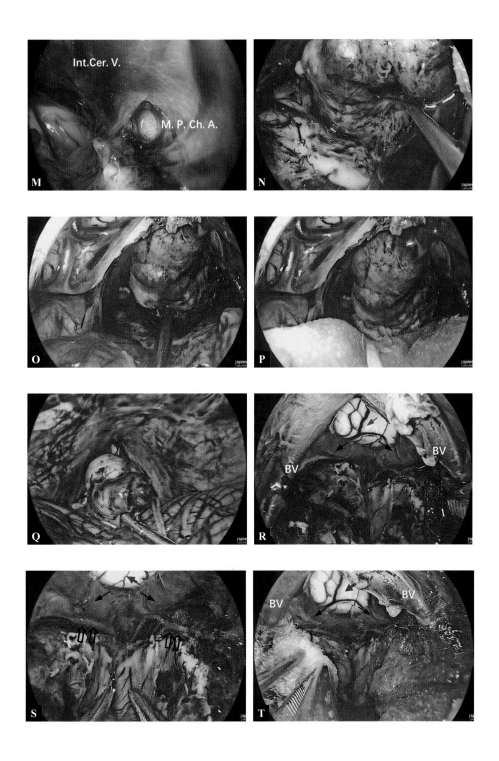

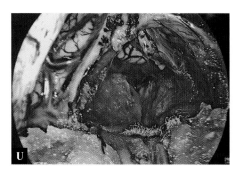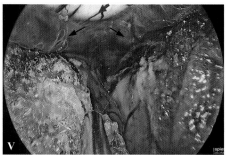

图 4 - 71　分离和切除松果体区良性畸胎瘤第四部分

分离切断肿瘤右侧的供血动脉和分离肿瘤边界,全切肿瘤。肿瘤的供血动脉以右侧为主,是由右侧脉络膜后内侧动脉分支供血(M. P. Ch. A.)。当肿瘤的供血动脉和引流静脉电凝切断后,肿瘤左右和上方界面游离,再分离肿瘤的下界,最后游离并取出肿瘤。钳取肿瘤时肿瘤破裂,有咖啡色液体流出(N～P)。肿瘤切除后探查第3脑室内,可见第3脑室顶部大脑内静脉(黑色箭头)和脉络膜后内侧动脉(镂空箭头),后上方为胼胝体(红色箭头)(R～S);Surgicel 贴敷手术创面(T～V)

　　上面介绍了生殖细胞肿瘤是松果体区常见的肿瘤,其中除了良性畸胎瘤外,都是恶性肿瘤。在此类肿瘤中,生殖细胞瘤和包含生殖细胞瘤成分的混合性肿瘤比较多见。这类肿瘤虽然是恶性肿瘤,具有侵袭性生长特点,但是大部分肿瘤边界还是比较清楚的,可以做到整块切除。相对于良性畸胎瘤,生殖细胞瘤质地较软,没有完整的肿瘤包膜,手术中需要细致的操作,才能整块全切。如果无法做到整块全切除,也可以使用吸引技术吸除肿瘤。我们为了减少肿瘤的播散和保持病理的准确性,现在尽可能做到整块全切。手术过程中需要对蛛网膜结构进行充分的分离,明确肿瘤的供血动脉和引流静脉,精准电凝切断。术中减少对肿瘤的用力牵拉,以免肿瘤破损出血和播散转移。以往我们的手术都是要先电凝切断小脑前中央静脉,然后分离肿瘤边界,再切除肿瘤;为了减少对静脉的损伤,保留术后静脉回流,减少并发症,我们现在已经不再电凝切断小脑前中央静脉了。现在,我们采用小脑前中央静脉两侧入路或者单侧入路分离和切除肿瘤。这里先介绍小脑前中央静脉双侧入路切除生殖细胞瘤的方法。在开放四叠体池蛛网膜,分层切开内层蛛网膜暴露小脑前中央静脉和肿瘤后部后,分别在肿瘤两侧分离暴露肿瘤的供血动脉,电凝切断。在肿瘤的两侧和上方分离肿瘤的引流静脉后,电凝切断。与切除良性畸胎瘤一样处理供血动脉和引流静脉时,都是靠近肿瘤端电凝切断,以免损伤主干血管。分离上方的蛛网膜边界,通常边界清楚,能够很好地分离;但是我们遇到肿瘤侵袭大脑内静脉,甚至整个大脑大静脉系统的病例,为了不损伤主要静脉而危及生命,可以残留部分肿瘤。最后分离肿瘤的下界,由于肿瘤侵袭了脑干,分离时可能会损伤脑干组织,需要细致分离。分离困难时,采用 Storz 公司生产的圆润的垂体瘤刮圈(直径 5 或 7 mm)可以比较方便地分离肿瘤。有时残留小片肿瘤,使用吸引管可以吸除。肿瘤切除后,将流入第3脑室和侧脑室额角的血块吸除,也可以吸除脱落的肿瘤,减少肿瘤播散转移的机会(图 4 - 72～4 - 77)。

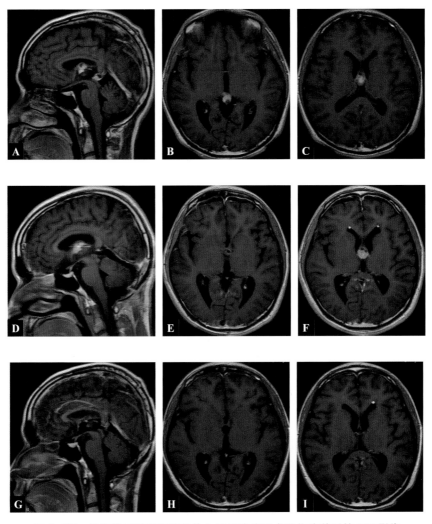

图 4 - 72　多发性三脑室和松果体生殖细胞瘤手术和化疗前后的 MRI 影像

　　男性,27 岁。术前 MRI 增强扫描中可见松果体区和第 3 脑室顶部分别有一个增强病灶(A～C)。手术切除松果体区肿瘤后病理学诊断为生殖细胞瘤,手术后 MRI 片见松果体区肿瘤消失(D 和 E),但是第 3 脑室顶部肿瘤存在并稍微增大(D 和 F)。术后化、放疗后第3 脑室顶部肿瘤消失(G～I)

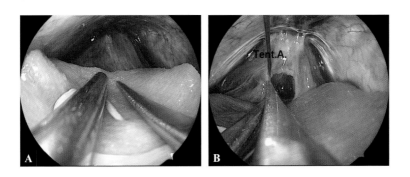

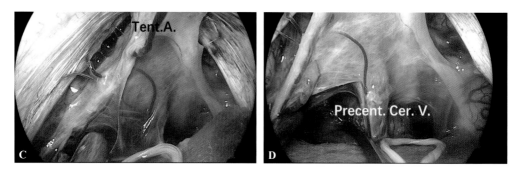

图 4 - 73　小脑前中央静脉双侧入路切除松果体区生殖细胞瘤第一部分

暴露肿瘤后方和小脑前中央静脉。切开四叠体池蛛网膜外层和内层,暴露肿瘤后方和中央的小脑前中央静脉(Precent. Cer. A.),可见上方的天幕动脉(Tent. A.)得以保留(A~D)

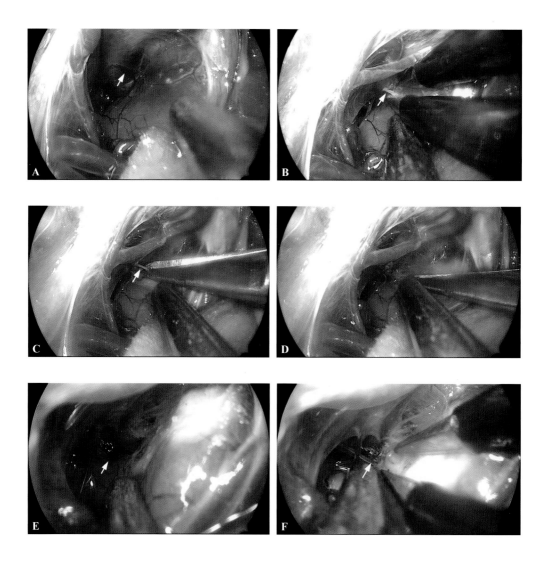

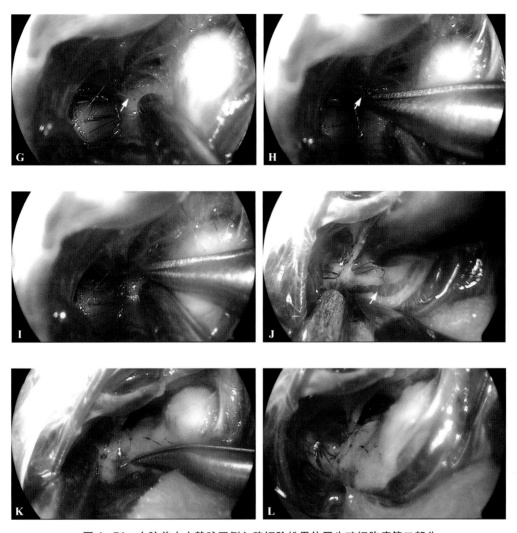

图4-74　小脑前中央静脉双侧入路切除松果体区生殖细胞瘤第二部分

分离肿瘤左侧界面,电凝切断供血动脉(白色箭头)。分离肿瘤左侧方,看到有数根小动脉供血(顶盖动脉),分别电凝切断(A~L)。分离进入第3脑室(K~L)

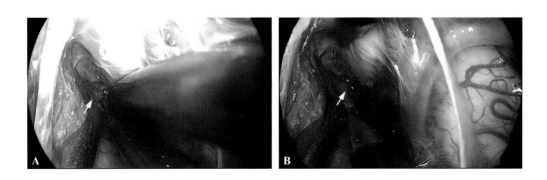

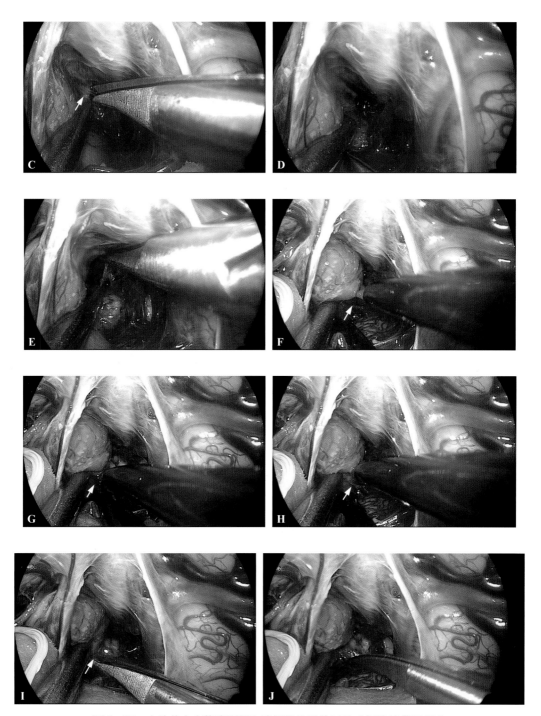

图 4-75　小脑前中央静脉双侧入路切除松果体区生殖细胞瘤第三部分

分离肿瘤右侧界面,电凝切断供血动脉(白色箭头)。分离肿瘤右侧方,看到有数根小动脉供血(顶盖动脉),分别电凝切断(A~J);分离进入第 3 脑室(E)。术中电凝小的供血动脉时,注意邻近的松果体静脉(A~C)

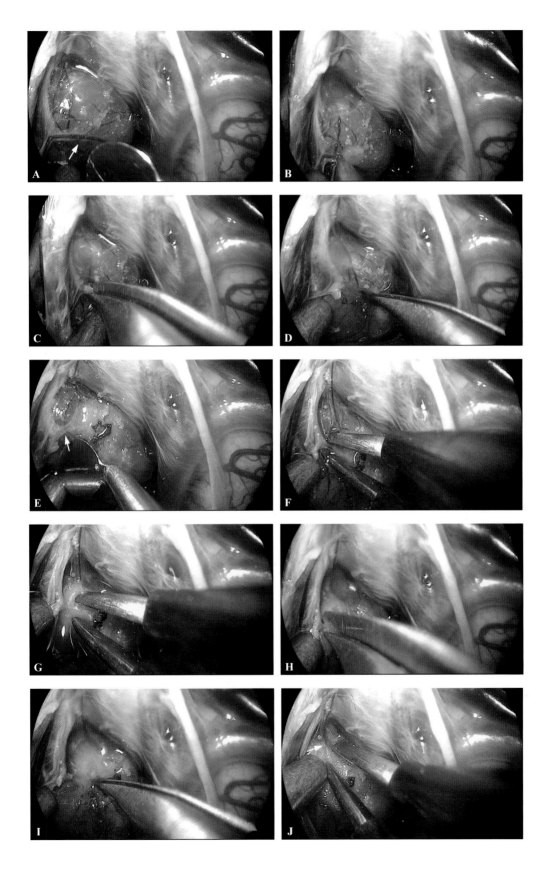

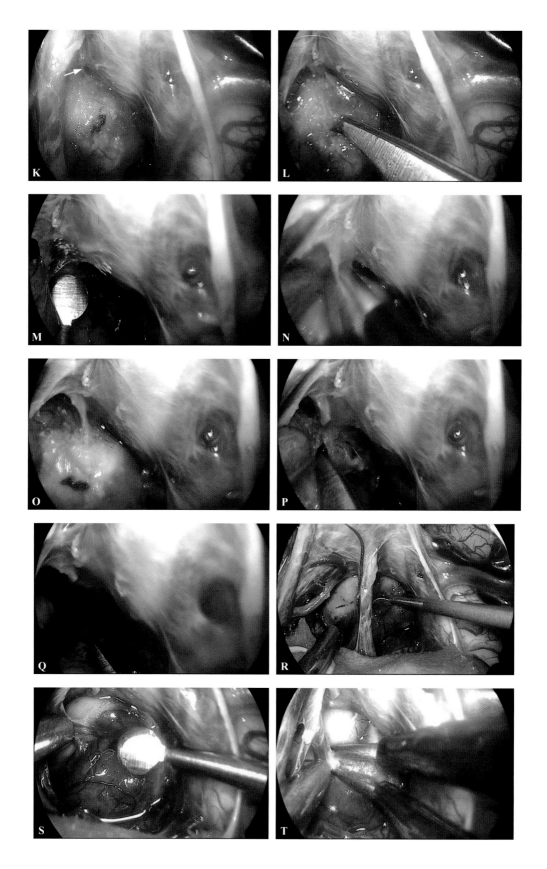

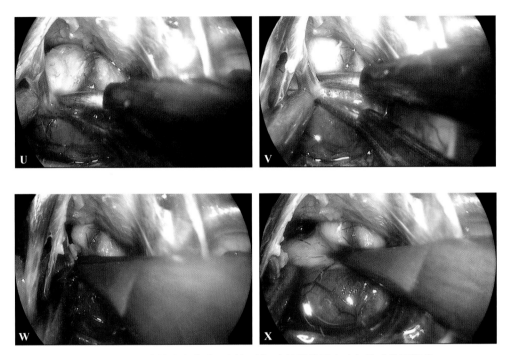

图 4‐76　小脑前中央静脉双侧入路切除松果体区生殖细胞瘤第四部分

分离肿瘤后侧方的引流静脉,看到有数根静脉,回流到 2 支顶盖静脉,分别电凝切断(A～X)。在图 W 可见小脑前中央静脉前方的 2 支顶盖静脉

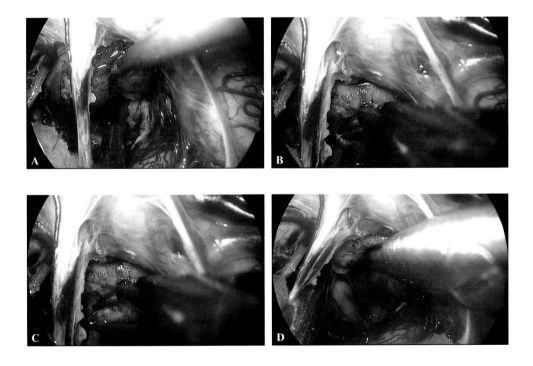

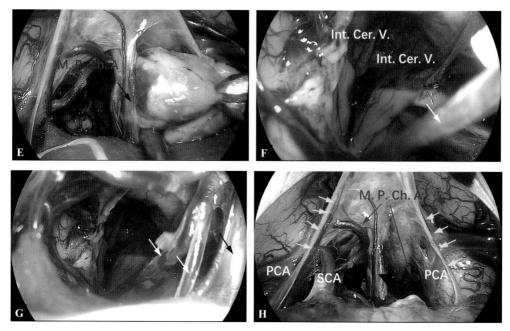

图 4-77　小脑前中央静脉双侧入路切除松果体区生殖细胞瘤第五部分

　　分离肿瘤左下方的最后一根来源于顶盖动脉的供血动脉(蓝色箭头)(A),电凝切断(B~C);最后肿瘤完全游离,并从小脑前中央静脉(黑色箭头)右侧整块取出(D~F);肿瘤切除后见第 3 脑室顶脉络丛和大脑内静脉(Int. Cer. V.),两根顶盖静脉(白色箭头)和后方的小脑前中央静脉(黑色箭头)(F 和 G)皆保留完好。退回内镜可见两侧枕叶和大脑后动脉(PCA),四叠体池内的左侧小脑上动脉襻(SCA)和两侧的脉络膜后内侧动脉(M. P. Ch. A.),小脑前中央静脉(黑色箭头),四叠体池外层蛛网膜的外侧界附于枕叶内侧(黄色箭头)和贴敷在左侧蛛网膜缘的天幕动脉(H)

　　为了保留小脑前中央静脉,我们现在采用在静脉的两侧分别分离和切除肿瘤的方法,这种方法,需要极其细致的操作,即使这样仍然会有静脉变细或损失的可能。为了不影响静脉的功能,应绝对保护好这根静脉。我们改良了手术暴露的方法。具体就是只打开小脑前中央静脉一侧的蛛网膜,开放一侧四叠体池,保留对侧四叠体池,同时保留小脑前中央静脉表面的蛛网膜,这样可以增加对血管的保护。下面介绍具体的手术过程。通常我们选择在右侧开放四叠体池和切除肿瘤。首先在右侧的侧下方切开外层四叠体池蛛网膜,然后扩大切开,再进一步切开内层蛛网膜暴露肿瘤后方。接着分离肿瘤的双侧、上界,最后分离下界。与上面介绍的方法不同,在分离对侧时是将肿瘤向前牵拉,通过肿瘤后方与小脑前中央静脉之间的间隙到达对侧,然后进行分离(图 4-78~4-83)。

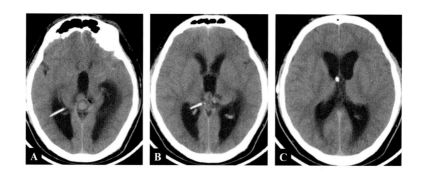

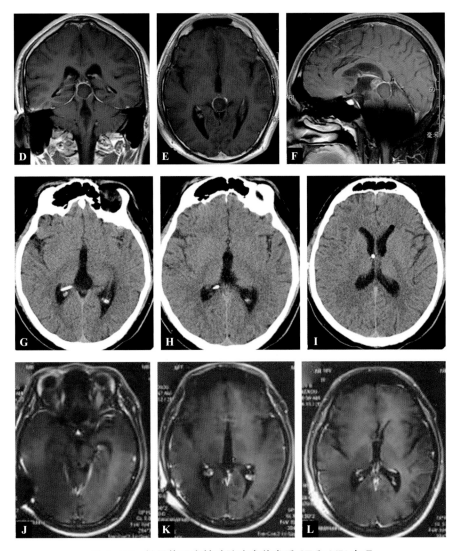

图 4-78 松果体区良性畸胎瘤术前术后 CT 和 MRI 表现

男性,17 岁。患者曾经因松果体区肿瘤致梗阻性脑积水,2 次行 V-P 分流术和伽马刀治疗,再次出现脑积水。术前 CT 扫描可见松果体区肿瘤、脑积水和右侧侧脑室额角枕角两个分流管(A~C);术前 MRI 片见松果体区囊性肿瘤、包膜增强,并发脑积水(D~F);术后 CT 和 MRI 显示脑积水改善和肿瘤消失(G~L)

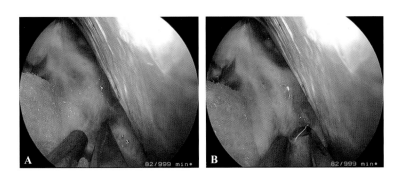

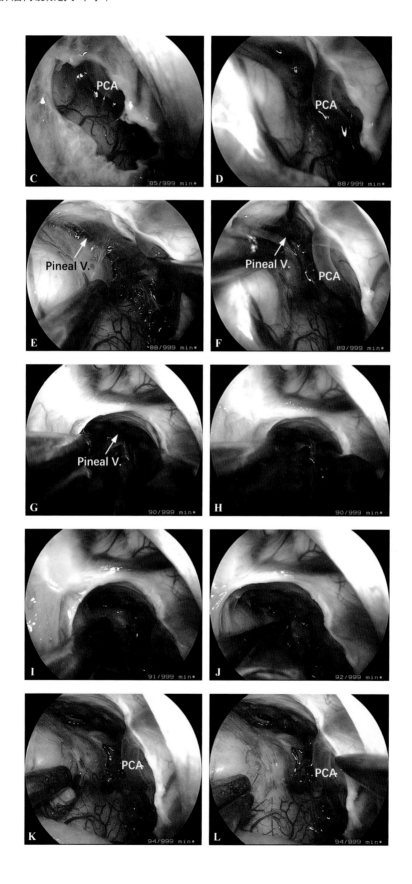

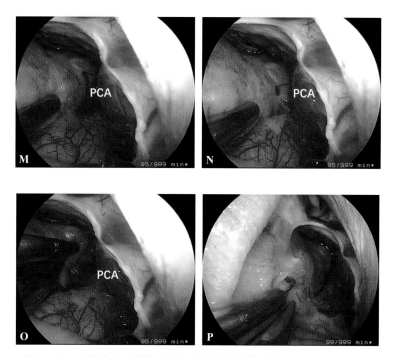

图 4-79 小脑前中央静脉右侧入路切除松果体区良性畸胎瘤第一部分

　　暴露肿瘤并分离肿瘤右侧边界。首先打开右侧四叠体池暴露肿瘤和大脑后动脉（PCA）（A～D）；然后暴露、电凝和切断右侧松果体静脉（E～J）；进一步分离肿瘤右下方和脑干的边界（K～P）

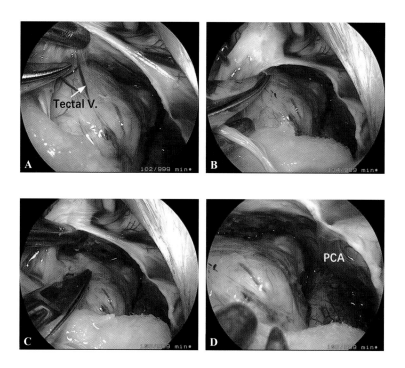

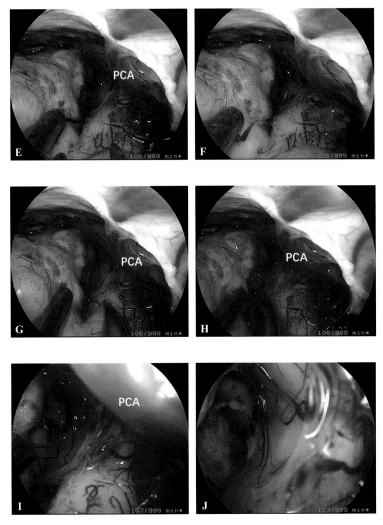

图4-80 小脑前中央静脉右侧入路切除松果体区良性畸胎瘤第二部分

分离肿瘤上方和右侧边界。电凝切断右侧顶盖静脉（Tectal V.）（A、B）；分离肿瘤上方边界（A～D）；继续分离肿瘤右下方与脑干的边界（E～J）

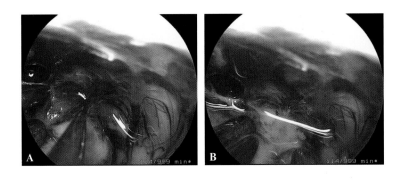

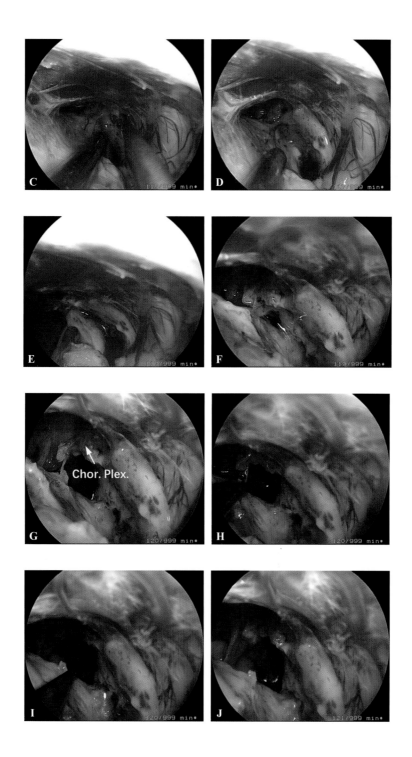

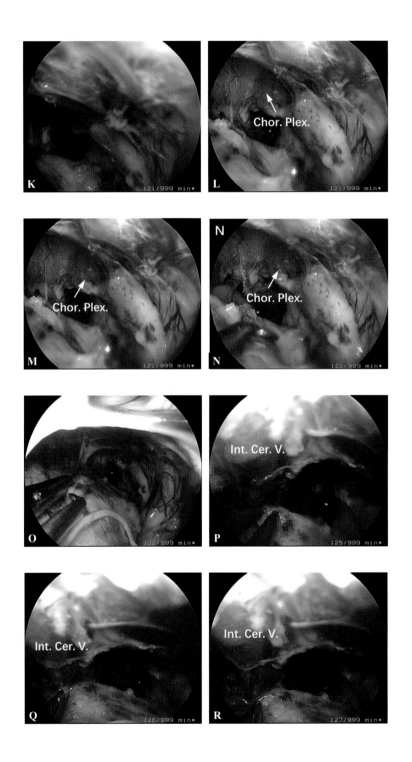

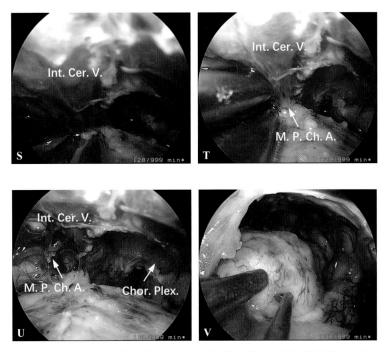

图 4‑81　小脑前中央静脉右侧入路切除松果体区良性畸胎瘤第三部分

分离肿瘤上方边界,开放前方第 3 脑室。电凝切断众多的小引流静脉(A~H);肿瘤与第 3 脑室顶部脉络丛分离(I~N);电凝切断供血动脉,即脉络膜后内侧动脉(M. P. Ch. A.)的分支(O~U);术中开放前方第 3 脑室,可见帆间池内的大脑内静脉(Int. Cer. V.)及其下方的第 3 脑室顶部脉络丛(Chor. Plex.)(S~U);暴露肿瘤(V)

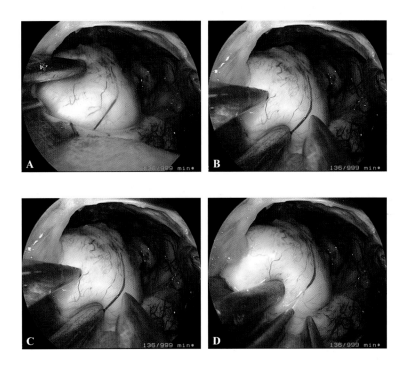

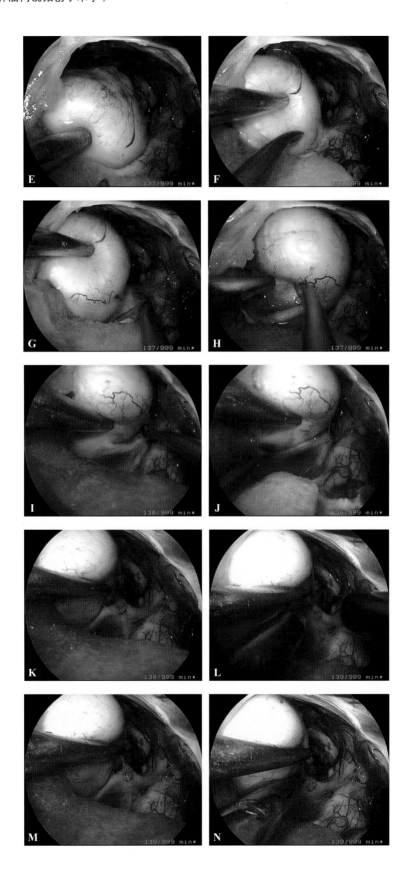

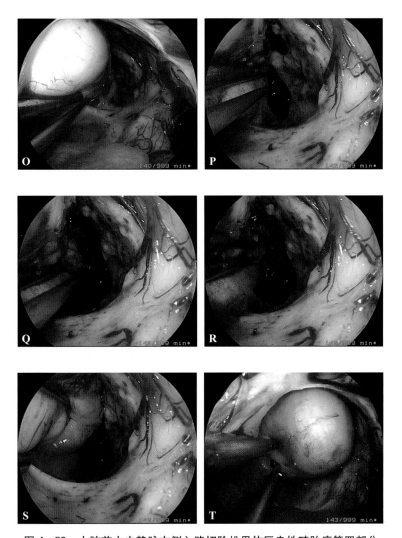

图 4 - 82　小脑前中央静脉右侧入路切除松果体区良性畸胎瘤第四部分

　　分离肿瘤下方边界。肿瘤下方边界使用圆盘状剥离仔可以将肿瘤和下方的脑干轻松分离,可见前方的第 3 脑室开放(A~T)

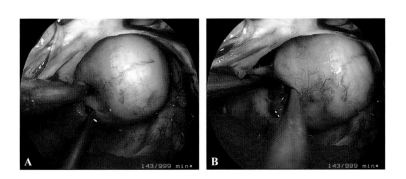

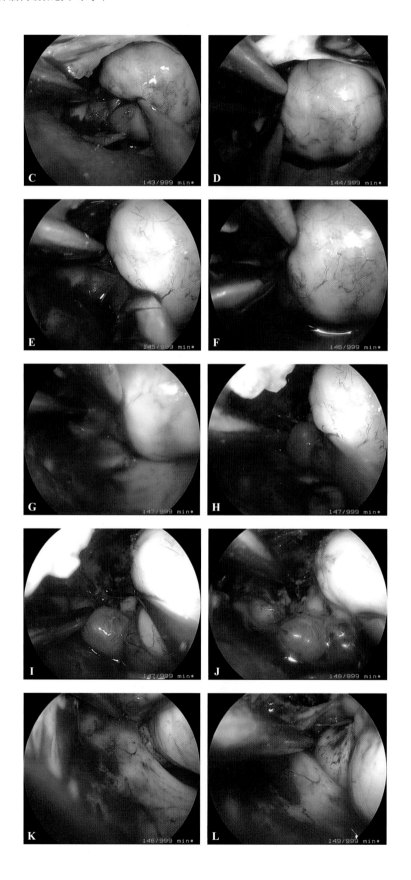

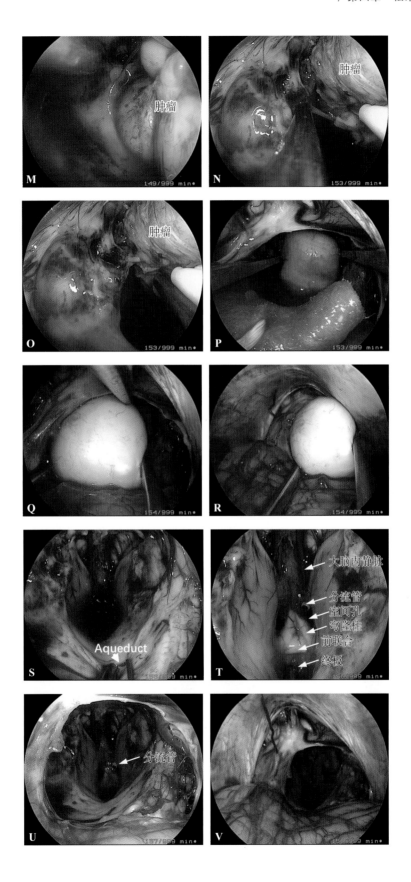

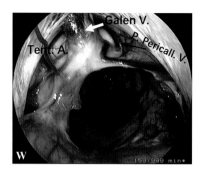

图 4 - 83　小脑前中央静脉右侧入路切除松果体区良性畸胎瘤第五部分

分离肿瘤左侧方边界（A～O）；由四叠体池右侧整块取出肿瘤（P～R）；肿瘤切除后可见中脑导水管（S）；第 3 脑室开放后前方的结构，包括以前的脑室腹腔分流管的额角端从室间孔进入了第 3 脑室（T 和 U）；退出内镜可见四叠体池左侧保留，细小的天幕动脉（Tent. A.）也得以保留，另外可见大脑大静脉（Galen V.）及引流至它的静脉，包括胼周后静脉（P. Pericall. V.）等。本例手术患者未见丘脑间联合，胼周后静脉下方的静脉可能是枕内侧静脉，但是未见到明显的基底静脉（S～W）

（9）止血、清除脑室积血，观察第 3 脑室结构：由于体位的关系，肿瘤切除的过程中会有血液流入第 3 脑室前部，并通过室间孔流入侧脑室额角；肿瘤切除后，需要吸除这些流入脑室的血液，然后用温盐水灌洗，确认肿瘤手术创面有无活动性出血，动脉出血电凝止血，静脉出血可以电凝或使用 Surgicel 压部止血。确认止血后灌满温盐水或温林格液。在此过程中可以看到各种形态的第 3 脑室前方结构的表现。在显微镜下手术很难清晰观察到这样的结构，而在内镜下，可以让我们进一步认识和理解第 3 脑室前方的解剖结构，正如经鼻入路由前方可以观察第 3 脑室后部解剖结构一样。这样清楚的结构观察，是以往显微解剖和显微手术所无法做到的，这丰富了神经外科内镜下的解剖知识，同时也让神经外科医师对第 3 脑室结构有了更加全面地了解和认识，有利于我们从不同的视角去分析、思考和解决问题（图 4 - 85～4 - 88）。

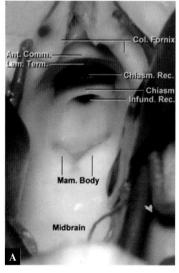

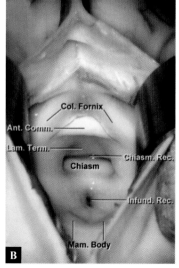

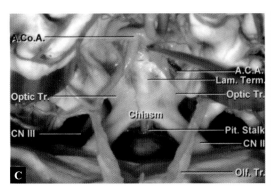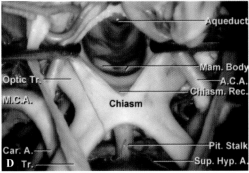

图 4-84　Rhoton 显微解剖关于第 3 脑室内结构

从上后方观察第 3 脑室前部结构，由上到下依次可以见到两侧的穹隆柱、前联合、终板、视交叉隐窝、视交叉、漏斗隐窝和两侧的乳头体（A、B）；从前方切开终板观察，可以见到视交叉隐窝、乳头体和中脑导水管（C、D）

注：A. C. A.，大脑前动脉；A. Co. A.，前交通动脉；Ant. Comm.，前联合；Aqueduct，导水管；Car. A，颈内动脉；Chiasm，视交叉；Chiasm. Rec.，视交叉隐窝；CN Ⅱ，视神经；CN Ⅲ，动眼神经；Col. Fornix，穹隆柱；For. Monro，室间孔；Infund. Rec.，漏斗隐窝；Lam. Term.，终板；Mam. Body，乳头体；M. C. A.，大脑中动脉；Midbrain，中脑；Olf. Tr.，嗅束；Optic. Tr.，视束；Pit. Stalk，垂体柄；Sup. Hyp. A.，垂体上动脉

（引自：RHOTON A L JR. Cranial anatomy and surgical approaches［M］. Philadelphia：Lippincott Williams and Wilkins，2008.）

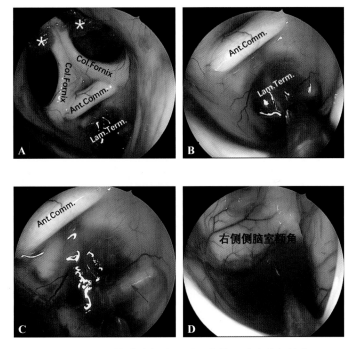

图 4-85　室管膜瘤切除后看到的第 3 脑室前部结构

由上至下依次看到两侧室间孔上方的脉络丛（＊）、穹隆柱（Col. Fornix）、前联合（Ant. Comm.）和终板（Lam. Term.）（A、B）；近距离观察终板可以通过半透明的终板膜看到前方的大脑前动脉（红色箭头）（C），最后可以进入右侧侧脑室额角吸除积血（D）

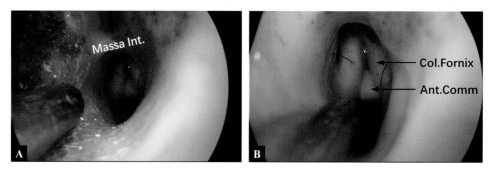

图4‑86　左侧丘脑枕炎性肿块切除后第3脑室前方观

　　Surgicel止血,可见中间块(Massa Int.)及中间块右侧和右侧丘脑表面有细小的出血点(A);近距离观察前方结构,可见穹隆柱(Col. Fornix)和前联合(Ant.Comm.)(B)

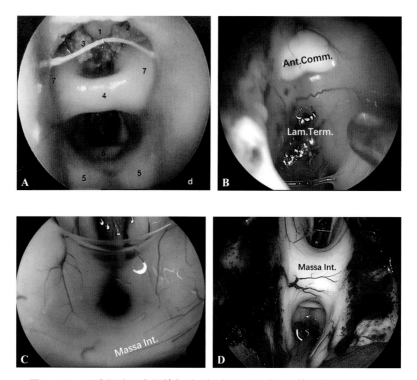

图4‑87　丘脑间除了中间块相连,有时还可以看到血管和其他组织相连

　　我们以前的经鼻内镜解剖从前方进入第3脑室可以看到第3脑室前方有丘脑间相连的小血管,处于中间块前上方(红色箭头)(A);在一例幕下小脑上入路丘脑肿瘤切除后可以见到第3脑室前方的前联合(Ant. Comm.)、终板(Lam. Term.)和丘脑间相连的小血管(红色箭头)(B);另一例幕下小脑上入路上丘毛细胞星形细胞瘤切除后进入第3脑室可以见到中间块(Massa Int.)前上方的一系列白质纤维相连(红色箭头)(C);一例松果体细胞瘤切除后看到的中间块上方也有丘脑间血管相连(红色箭头)(D)

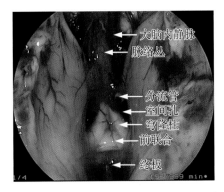

图 4 - 88　松果体区良性畸胎瘤切除后观察第 3 脑室前上方结构

自上而下依次为：顶部的两侧大脑内静脉和脉络丛、右侧室间孔处的侧脑室分流
管、室间孔和穹隆柱、前联合和终板

（10）关闭硬脑膜和关颅：通常的后颅凹手术，硬脑膜切开后关闭是相对困难的，我们常规在后颅凹手术时先取皮下筋膜留用，在关闭硬脑膜阶段使用 5/0 可吸收的无损伤缝线将筋膜和硬脑膜进行不透水严密缝合。在硬脑膜缝合完成后，使用钛合金连接片和颅骨锁固定颅骨。然后逐层缝合肌肉、皮下和皮肤组织。伤口黏贴专用伤口敷料（图 4 - 89）。

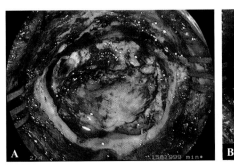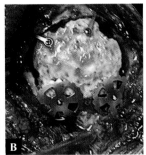

图 4 - 89　关颅

使用 5/0 可吸收无损伤缝线缝合筋膜和硬脑膜（A）；骨瓣使用钛合金连接片和颅骨
锁固定（B）

关于丘脑和中脑来源的神经上皮肿瘤和海绵状血管瘤。以丘脑胶质瘤较多见，手术更加困难，在此我们介绍一下丘脑胶质瘤的手术方法。第 3 脑室后部的侧壁是丘脑，部分的肿瘤可以采用经侧脑室的上方入路和幕下小脑上入路。经侧脑室入路必须经过脑组织，是有创的手术入路；后者经过自然通道，更加微创。第 3 脑室后部丘脑肿瘤分为前方和后方两类。前方肿瘤完全位于第 3 脑室内，手术中打开四叠体池蛛网膜，并不能见到肿瘤，需要打开松果体下方的松果体隐窝，进入第 3 脑室后部，才能暴露因肿瘤生长而膨隆的第 3 脑室侧壁丘脑，切开薄层的丘脑，切除肿瘤。后方的肿瘤，主要来源于丘脑枕下部，向松果体区方向生长，打开四叠体池后即可以暴露肿瘤，类似于上面介绍的来源于松果体的肿瘤。在术前的影像上后方的肿瘤有时很难与松果体来源的肿瘤区别，在手术中有时与侵袭丘脑的松果体来源肿瘤也难于区别。此处仅介绍前部的肿瘤（图 4 - 90～4 - 93）。

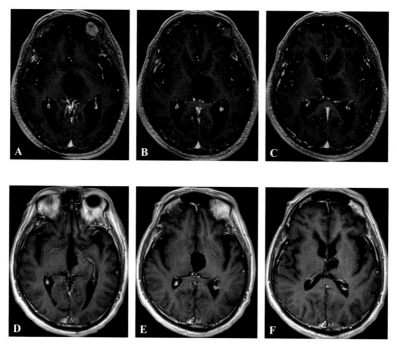

图 4 - 90 丘脑肿瘤术前、术后 MRI

男,59 岁。中线幕下小脑上入路切除左侧丘脑弥漫型星形胶质细胞瘤(WHO Ⅲ级),术前轴位 T_1WI 增强扫描(A~C)和术后轴位增强 T_1WI(D~F),显示肿瘤切除

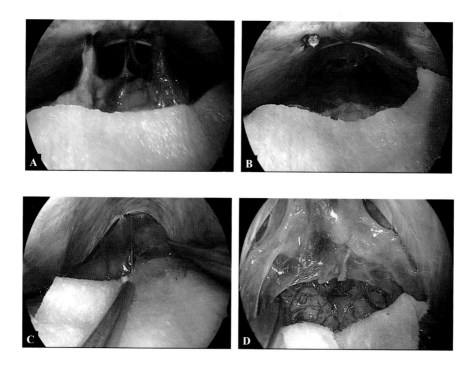

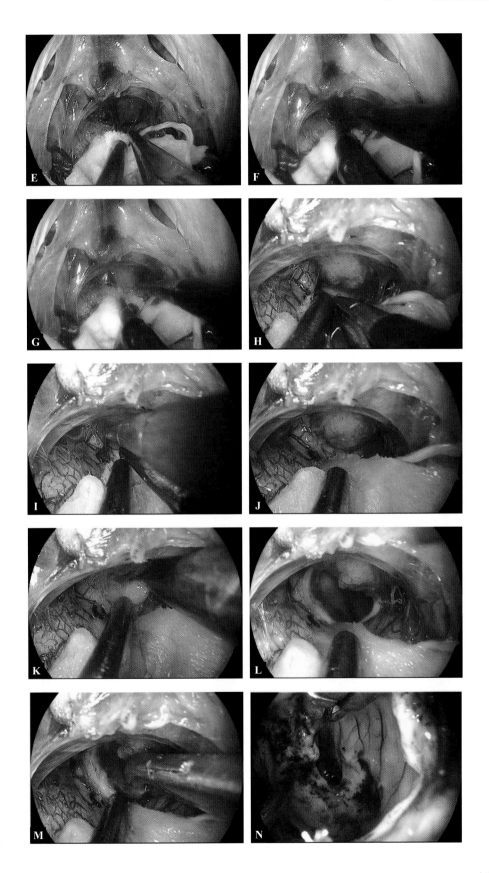

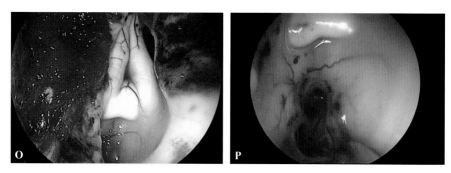

图 4-91 中线幕下小脑上入路切除丘脑肿瘤

电凝和切断小脑和天幕之间的桥静脉,暴露四叠体池后部(A~C);开放四叠体池暴露四叠体上丘部分(D);分离、电凝和切断顶盖静脉,暴露松果体(E~J);上移松果体暴露第3脑室并明确膨隆的丘脑(K~L);取膨隆部分肿瘤组织(M);继续切除肿瘤,肿瘤侵袭中间块和右侧丘脑(N);肿瘤切除后用 Surgicel 止血,明确前方室间孔、穹隆柱、前联合和终板,行终板造瘘术(O~P)

接下来,介绍松果体区天幕脑膜瘤的手术。松果体区天幕脑膜瘤属于蛛网膜外肿瘤,手术相对容易。同样需要电凝小脑向天幕引流的桥静脉,然后即可以暴露肿瘤。肿瘤较大时先采用 CUSA 进行瘤内减压,然后电凝分离在天幕基底部的肿瘤,有时肿瘤向幕上生长,可以切开天幕,将天幕上方肿瘤一并切除。由于四叠体蛛网膜结构的保护,肿瘤切除后通常池内的结构可以保留完好(图 4-92、4-93)。

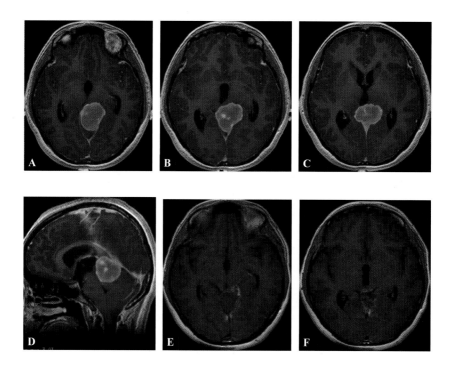

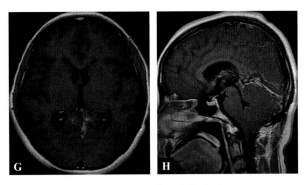

图 4 - 92　天幕脑膜瘤术前术后 MRI

女性,37 岁。术前系列增强扫描,肿瘤居中偏向左侧,均匀强化,可见左侧天幕为基底,第 3 脑室后部受压右侧移位(A~D);肿瘤切除后第 3 脑室后部复位(E~H)

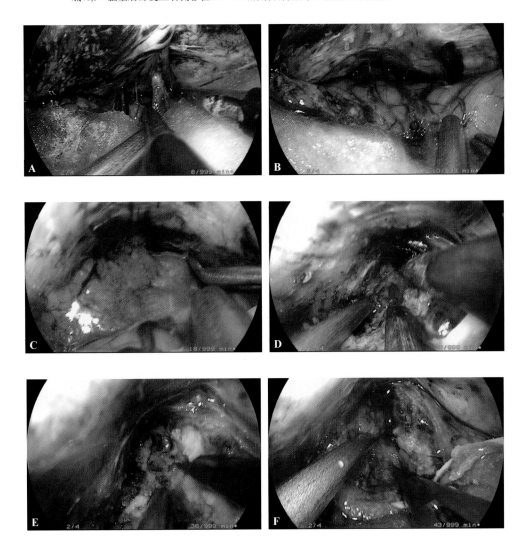

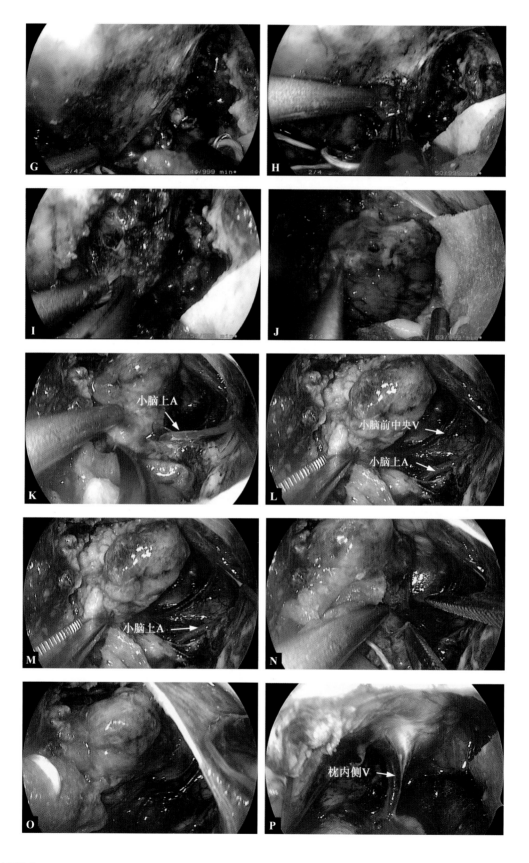

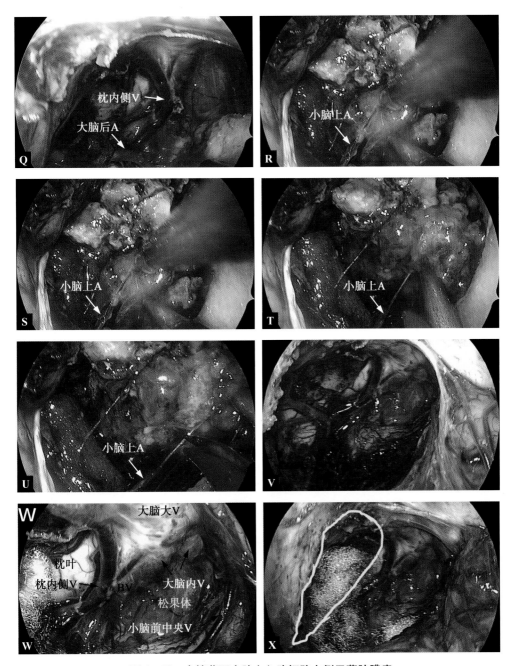

图 4-93　内镜幕下小脑上入路切除左侧天幕脑膜瘤

开颅硬脑膜开放后,电凝小脑向天幕引流的桥静脉(A);桥静脉电凝切断后暴露的幕下空间(B);进一步向前方暴露,可以看见左侧天幕为基底的脑膜瘤(C);电凝分离肿瘤基底部和分块切除肿瘤交替进行(D～F);从左侧天幕游离缘可以确认肿瘤向天幕上方生长(G);切开天幕暴露幕上部分的肿瘤(H～I);肿瘤变小后,分离肿瘤和小脑的边界,分离小脑上动脉和小脑前中央静脉(J～O);分离左侧枕内侧静脉,分离后可以见到大脑后动脉(P～Q);继续分离肿瘤后方左侧的小脑界面,可见小脑上动脉分支供应肿瘤,电凝切断(R～U);周边完全分离后,取出肿瘤,可见天幕切除部分(X图中的黄色范围)、大脑大静脉系统相关结构和松果体,这些结构保持完好,但是被推向右侧(V～X)

5. 中线旁幕下小脑上入路 中线旁幕下小脑上入路（paramedian supracerebellar infratentorial approach，PMSCITA）来源于中线幕下小脑上入路（MSCITA），但是前者克服了 MSCITA 的一些不足或问题，比如①开颅的危险、复杂和耗时；②幕下小脑上间隙桥静脉众多；③小脑蚓部的高度、小脑前中央静脉和 Galen 静脉对术野暴露的阻挡等。在我们内镜手术中采用 MSCITA 中通过小脑前中央静脉旁入路也证明可以直接采用 PMSCITA 处理松果体区肿瘤（见图 4 - 78～4 - 83）。

（1）体位和手术室布局：前面在 MSCITA 中我们已经介绍了手术体位的摆放原则就是着眼于患者的安全、手术者的舒适和手术区域的解剖易于暴露与理解。同样坐位的利弊和中线入路一样，优点是小脑的下陷有利于手术解剖区域易于暴露和理解；弊端是容易发生静脉血空气栓塞和张力性气颅，增加手术的危险性。另外，手术者易于疲劳和不适。基于上述原因，我们采用侧俯卧位。这样的体位既保留了手术区的暴露和易于理解的优点，同时又避免了上述弊端。如果病灶居中或基本居中时，我们采用左侧入路；病灶显著偏向右侧时，我们也采用左侧入路，这样有利于暴露对侧远端的区域；病灶显著偏向左侧时，选择右侧入路。这样的选择既考虑了手术的暴露，也考虑了患者的安全与术者的舒适体位。除非显著偏向左侧的病变，我们都是选择左侧入路（图 4 - 94）。

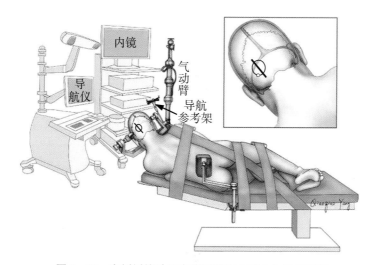

图 4 - 94 左侧侧俯卧位中线旁幕下小脑上入路示意图

手术切口、开颅钻孔和骨窗，术中导航定位横窦位置；以及内镜台车、导航仪、导航
参考架和内镜气动臂的位置分布

（2）手术切口和开颅：体位摆放完成后安装内镜气动臂，神经导航注册，定位横窦并做划线标记。气动臂安装在手术者的右侧（也就是术者的对面），这样既不会阻挡手术操作，又有利于术中主刀在左手吸引管不离开术野的情况下，同时利用右手调节气动臂。导航的参考架也是安装在右侧，这样不会阻挡手术操作。注意气动臂和导航参考架不要相互干扰。距离中线左侧 3～4 cm，跨横窦中线切口 5 cm，横窦上 2 cm，下 3 cm，记号笔划线标记。气动臂验证后，消毒、铺无菌单和内镜气动臂套无菌套。内镜及各种设备连接。使用 5 ml 注射器

在切口皮下注射 1:100 000 肾上腺素＋0.9%氯化钠溶液(0.1%肾上腺素 1 ml 加 0.9%氯化钠溶液 100 ml),然后切开皮肤和皮下组织,分离筋膜层,取 2.5 cm×2.5 cm 筋膜保留关闭硬脑膜时使用。然后单极电刀切开肌肉组织直到颅骨,分离后小型牵开器分开皮肤和肌肉组织,暴露横窦上下方的枕骨。通常,我们在枕下颅骨暴露的下方外侧磨出一个颅骨孔,分离硬脑膜后使用铣刀开颅。铣刀在接近横窦时,扩大磨除骨质形成骨孔后使用勺状剥离子仔细分离横窦,然后再用铣刀跨窦切开颅骨。这样小心分离横窦,可以避免损伤横窦。通常骨窗直径 3 cm。中线旁开颅与中线开颅相比更加安全、简便和快速(图 4-95)。

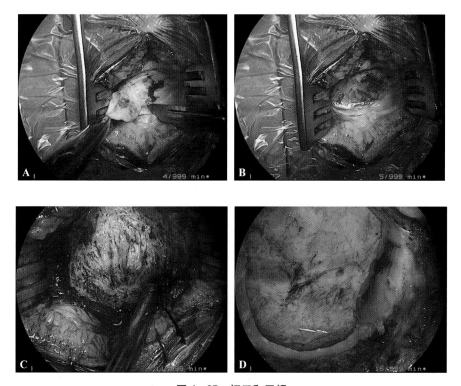

图 4-95　切口和开颅

切开皮肤和皮下组织后,取筋膜(A、B);暴露枕骨和开颅后(C、D)

(3) 硬脑膜切开:与中线开颅一样,切开硬脑膜前需要确认脑压不高,手指轻轻触压硬脑膜确认比较松软后,方可切开硬脑膜。如果压力较高,必须采用麻醉手段,如加深麻醉、降低 PCO_2、使用脱水剂等。上述措施实施后,一般脑压会降低。硬脑膜半弧形切开,基底部在横窦侧,向上翻开缝合固定。切开后如果脑压高,术中不利于小脑下陷,可以释放枕大池脑脊液,降低脑压(图 4-96)。

(4) 分离天幕和小脑:不同于中线入路,旁中线入路时发现很少小脑和天幕后缘有蛛网膜系带相连,大多数没有相连。但是也有患者的蛛网膜系带比较发达,如果有相连的系带,可与中线入路一样分离(图 4-97)。

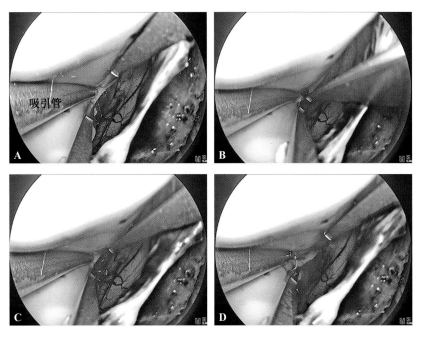

图 4-96　释放枕大池脑脊液

在手套皮的保护下利用吸引管和显微镊暴露枕大池(A);显微镊刺破枕大池蛛网膜并撑开扩大破口,脑脊液流出(B~D)

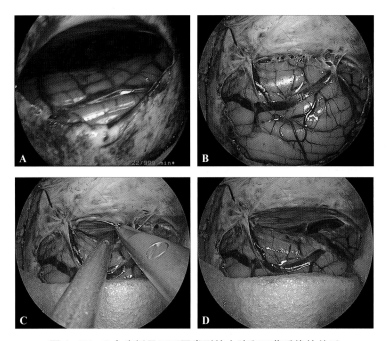

图 4-97　2个病例显示不同类型的小脑和天幕后缘的关系

大多数患者小脑和天幕后缘完全分开(A);极少数病例有蛛网膜系带相连,分离比较方便(B~D)

（5）幕下小脑上间隙桥静脉的处理：中线旁入路中幕下小脑上间隙不同于中线入路，路径上遇到的桥静脉数目较少，有 2/3 的患者有 1 根桥静脉，1/3 的患者没有桥静脉。电凝遇到的桥静脉的方法同中线入路（图 4 - 98）。

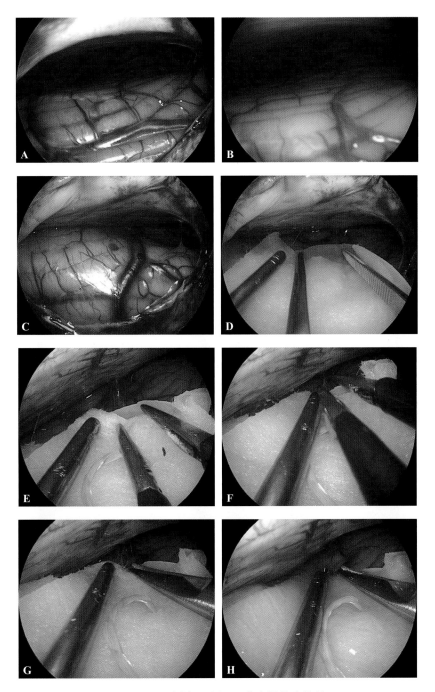

图 4 - 98 左侧 PMSCITA 术中桥静脉处理

病例入路上没有遇到桥静脉（A、B）；另一例遇到一根桥静脉（C、D），电凝后切断（E～H）

（6）开放四叠体池：前面已经介绍了四叠体池的解剖，在 MSCITA 中从侧方进行四叠体池的开放比较方便和安全，在 PMSCITA 中开放四叠体池与中线入路侧方开放四叠体池相似，但是较中线侧方更加外侧。具体的方法如下：先在外下方打开第一层（外层）四叠体池蛛网膜，释放脑脊液；再逐步打开内层蛛网膜。通常最外下方的四叠体池仅有一侧外层蛛网膜，开放后即可见到中脑四叠体和相关的血管，在此处必须小心避免损伤血管。上内方的蛛网膜有多层，需要逐步打开，注意内层蛛网膜处于静脉之间，切开时小心避免损伤静脉。越向内上方静脉之间的间隙越窄，打开静脉之间的蛛网膜越需要小心，先要使用钝性剥离仔分离确认蛛网膜，再锐性剪开。很细的静脉可以电凝切断，电凝时使用精准的低功率滴水双极电凝镊，以免损伤邻近的静脉（图 4 - 99、4 - 100）。

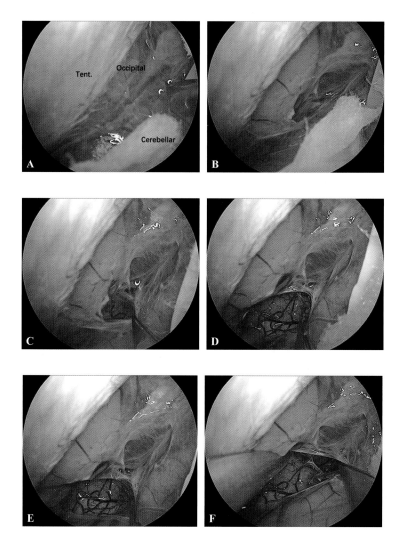

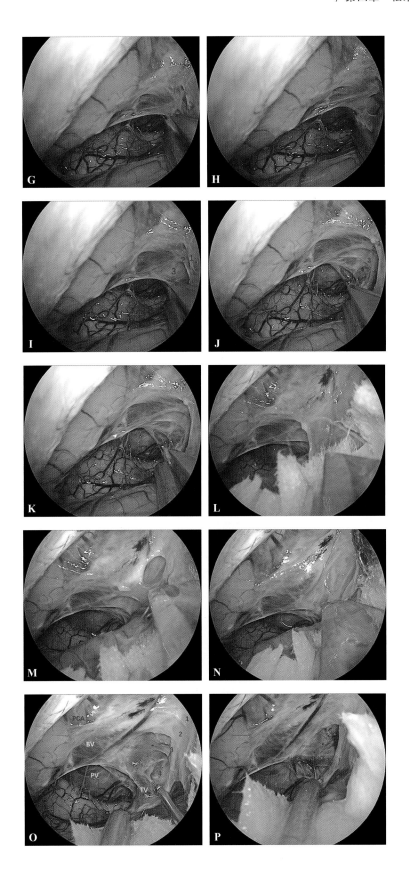

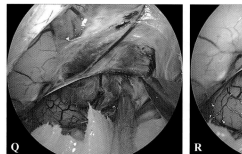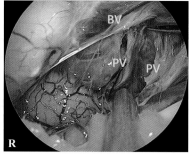

图 4‑99　开放四叠体池暴露肿瘤

　　本例采用两部分分别打开蛛网膜的方法,分别是外下方和内上方两部分依次开放四叠体池蛛网膜。先打开外下方的外层和内层蛛网膜(A~J);打开外下方的外层蛛网膜(A~F);在外下方的最外下方仅仅一层外层蛛网膜(A~F);继续打开内层蛛网膜(G~K);本例共 5 层(J~K)。然后,在内上方继续分层开放蛛网膜暴露肿瘤(L~R);打开外层蛛网膜的过程(L~N);分离和电凝切断顶盖静脉(O~Q)
　　注:BV,基底静脉;Cerebellar,小脑;Occipital,枕叶;PV,松果体静脉;PCA,大脑后动脉;Tent. ,天幕;TV,顶盖静脉

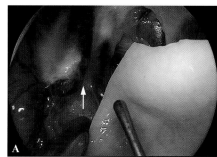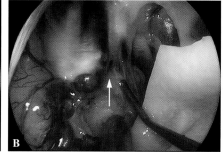

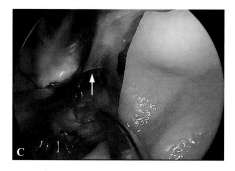

图 4‑100　分离相邻静脉

　　先使用钝性剥离仔分离静脉间蛛网膜,当明确可以使用剪刀时,再使用剪刀锐性剪开蛛网膜(白色箭头方向)

　　由于四叠体池内层蛛网膜往往是静脉蛛网膜袖套之间联系的蛛网膜,内层蛛网膜对静脉具有保护作用。因此,在切开内层蛛网膜时一定要注意根据暴露的需要切开相应静脉间的内层蛛网膜,如果切开不必要的静脉间蛛网膜,就会造成不必要的静脉游离,在手术继续的过程中,很容易造成游离静脉的损伤(图 4‑101)。

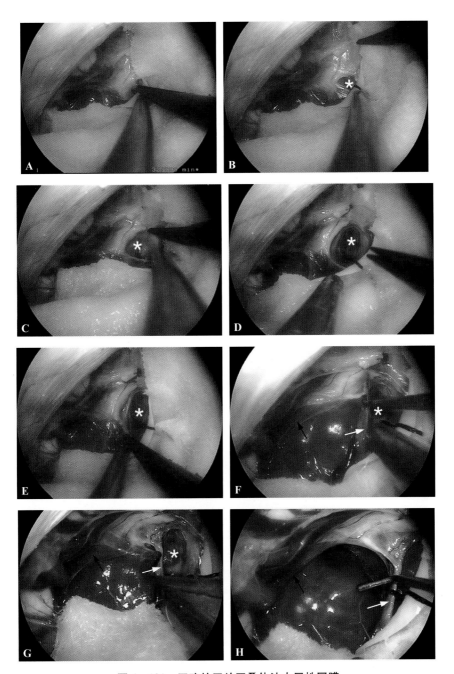

图 4‑101　正确的开放四叠体池内层蛛网膜

本例开放内层蛛网膜时先将顶盖静脉(白色箭头)和小脑前中央静脉(红色箭头)之间的蛛
网膜误开放(白色 * 号),造成顶盖静脉的游离(A～D);实际上应该切开基底静脉(黑色箭头)和
顶盖静脉之间的蛛网膜(E～H)

　　(7)暴露、分离和切除肿瘤:采用 PMSCITA 开放四叠体池后即可以暴露肿瘤。通常,
切开四叠体池外层蛛网膜后,暴露内层蛛网膜,在基底静脉和顶盖静脉之间切开此处的内层
蛛网膜,即可以通过此静脉间隙暴露肿瘤后部(图 4‑101)。进一步分离暴露,如同采用

MSCITA 暴露和切除肿瘤一样,分离肿瘤的供血动脉和引流静脉,依次电凝切断后,分离肿瘤与周边组织的粘连,完全游离肿瘤后切除肿瘤。在处理肿瘤的边界上与 MSCITA 不同的是,PMSCITA 对于暴露对侧边界具有视角上的优势,但是同侧则处于视角上的不利。为了解决这样的问题,我们可以使用微型牵开器将同侧的枕叶和丘脑枕内侧向外侧牵拉,以此来增加对同侧边界的暴露。由于大多数松果体区肿瘤边界清楚,可以很好地暴露和分离边界;但是肿瘤常常侵犯下方的脑干,使得肿瘤和脑干之间的分离变得相对困难。在分离肿瘤和脑干面时,为了减少对脑干的影响,应该将肿瘤向上牵拉,这样分离边界就会比较方便,同时脑干会得到很好的保护。对于巨大的肿瘤,手术分离的空间受限,我们使用微型牵开器牵拉肿瘤,这样可以很好地暴露肿瘤界面,进行分离。下面介绍 1 例大型松果体区混合生殖细胞肿瘤和 1 例松果体细胞瘤的手术中暴露、分离和切除肿瘤的过程(图 4 - 102~4 - 110)。

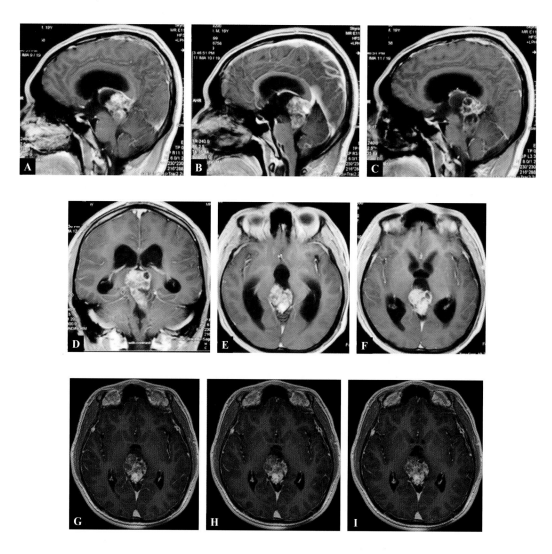

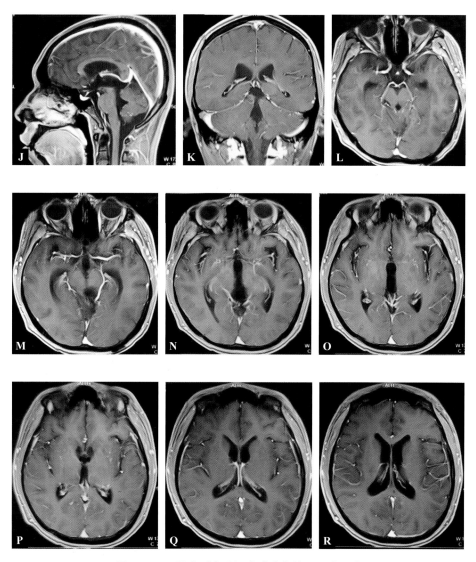

图 4-102　混合型生殖细胞肿瘤术前 MRI 增强片

男性,19 岁。肿瘤为不均匀增强的不规则肿块,有梗阻性脑积水(A~F),矢状位和冠状位显示肿瘤下方嵌入到四叠体很深处,第四脑室受压变形(A~D);前方部分为囊性部分(C 和 F);行 ETV 治疗脑积水,术后 MRI 增强轴位片,见脑积水缓解(G~I);ETV 术后 1 周采用左侧中线旁 SCITA 入路全切除肿瘤,术后放化疗,术后半年复查 MRI,显示肿瘤消失(J~R)

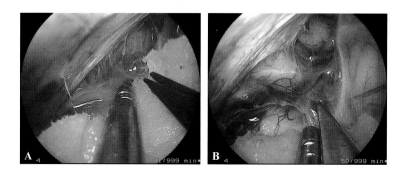

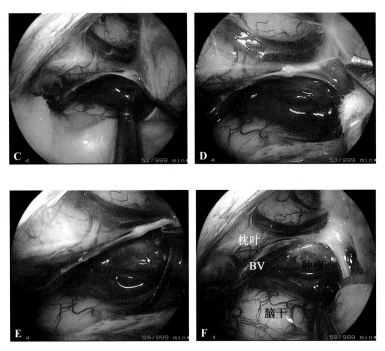

图4-103　左侧 PMSCITA 切除松果体区混合型生殖细胞肿瘤第一部分,开放
　　　　四叠体池蛛网膜暴露肿瘤后方

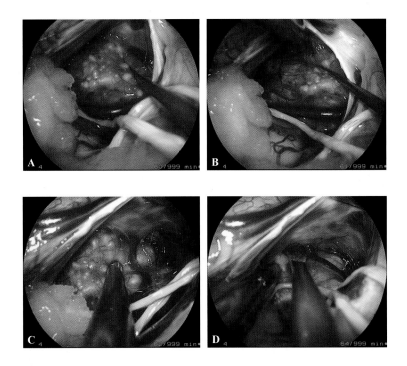

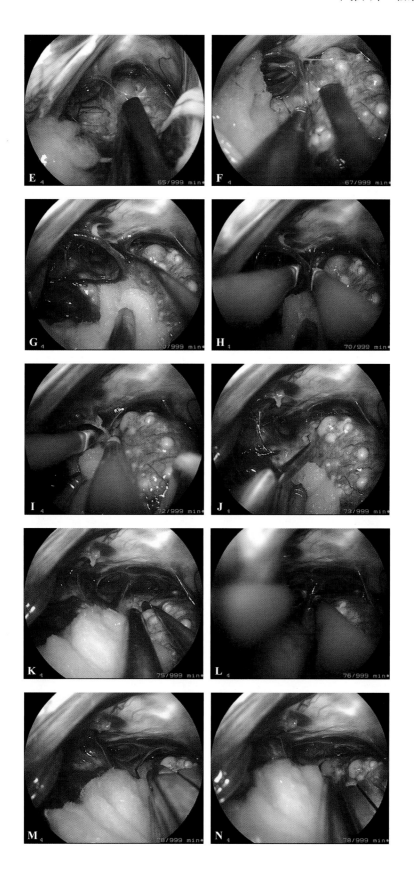

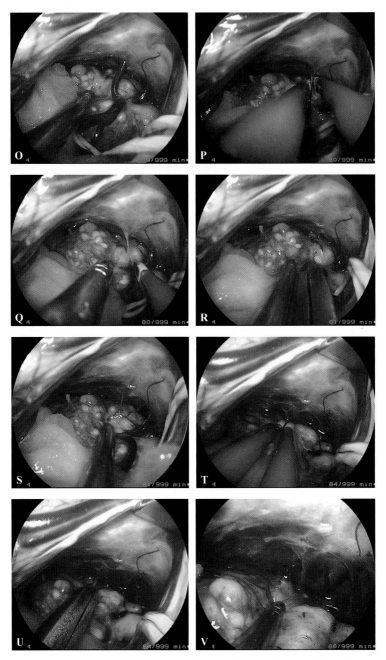

图 4‐104 左侧 PMSCITA 切除松果体区混合型生殖细胞肿瘤第二部分，分离肿瘤上方边界

分离肿瘤上界面，分离上方向大脑内静脉引流的引流静脉（A～D）；分离、电凝和切断肿瘤的供血动脉，此供血动脉来源于左侧的脉络膜后内侧动脉（E～J）；分离、电凝和切断供血动脉前方向大脑内静脉引流的引流静脉（K～N）；分离、电凝和切断供血动脉右侧向大脑内静脉引流的引流静脉（O～R）；继续分离、电凝和切断较小的引流静脉（S～V）

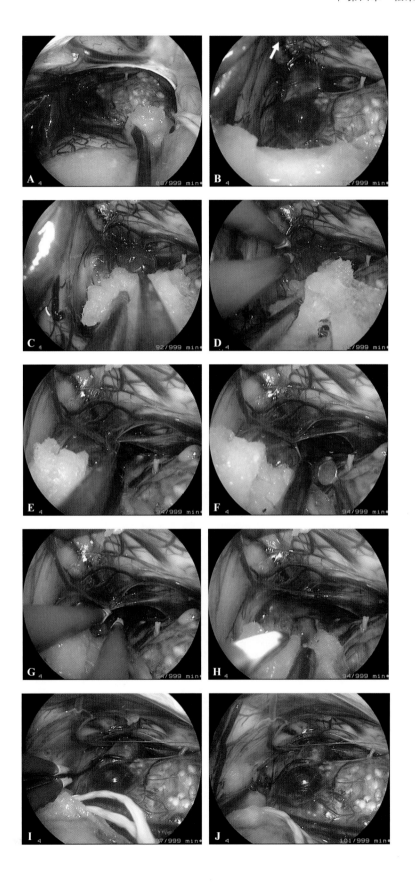

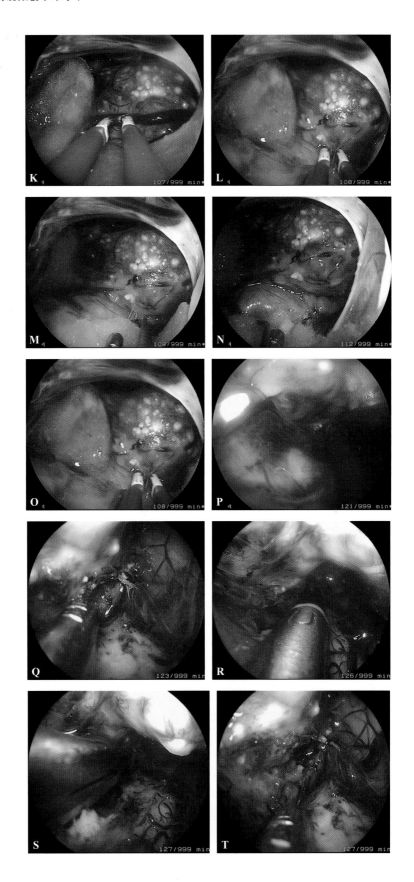

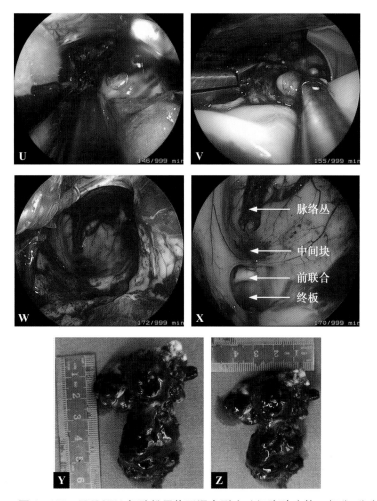

图 4 - 105　PMSCITA 切除松果体区混合型生殖细胞肿瘤第三部分,分离
　　　　肿瘤两侧和下方边界

　　分离肿瘤左侧界面,使用微型牵开器协助暴露(白色箭头)(B);分离、电凝和切断左侧供血动脉,此供血动脉来源于左侧的脉络膜后内侧动脉(A～H);分离、电凝和切断左侧小的引流静脉(I 和 J);电凝后下方的引流静脉,分离肿瘤与脑干的界面(K～O);分离、电凝和切断右侧供血动脉,此供血动脉来源于右侧的脉络膜后内侧动脉(P～T);继续分离、电凝和切断左侧较小的引流静脉(U);双取瘤钳钳取肿瘤和肿瘤切除后第 3 脑室结构(V～X);整块肿瘤切除后测量,肿瘤直径 6 cm×4.5 cm(Y、Z)。此肿瘤术后病理学检查:混合型生殖细胞肿瘤(60%未成熟畸胎瘤、30%卵黄囊瘤、5%生殖细胞瘤、4%胚胎性癌和 1%绒毛膜癌)

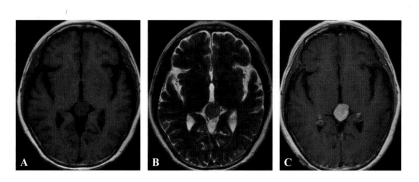

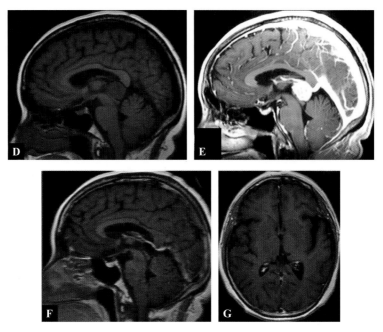

图 4 - 106　松果体细胞瘤术前 MRI 和术后 MRI

　　女性,67 岁。图 A 为术前 MRI T_1WI 平扫轴位和矢状位,T_2WI 轴状位显示松果体区等信号圆形肿瘤(A、B、D),MRI T_1WI 增强轴位和矢状位显示肿瘤显著均匀增强,四叠体受压(C、E);图 F 和 G 为术后增强矢状位和轴位片,显示肿瘤消失

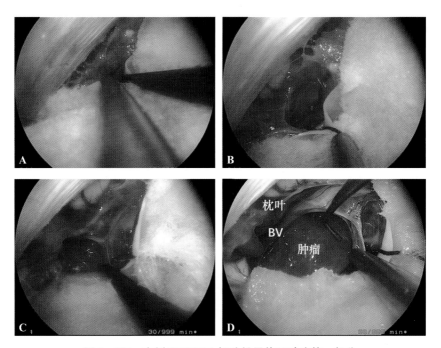

图 4 - 107　左侧 PMSCITA 切除松果体区肿瘤第一部分

　　开放四叠体池蛛网膜暴露肿瘤后方、肿瘤左侧基底静脉(BV)和大脑后动脉(A～D)

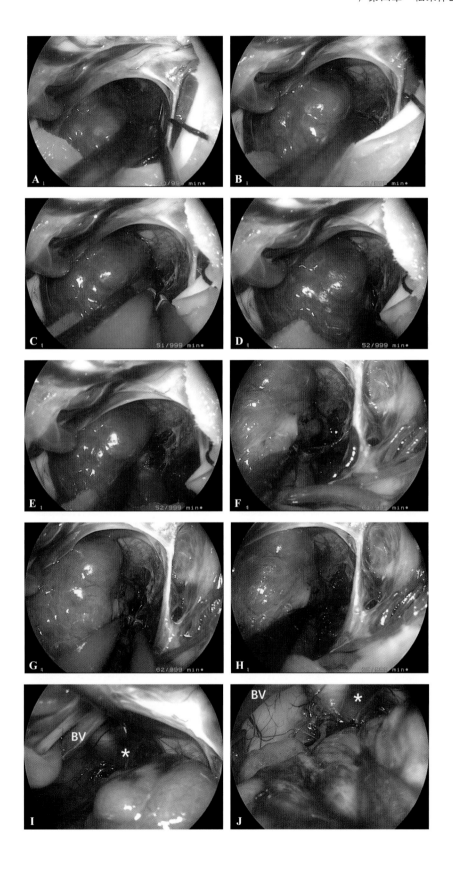

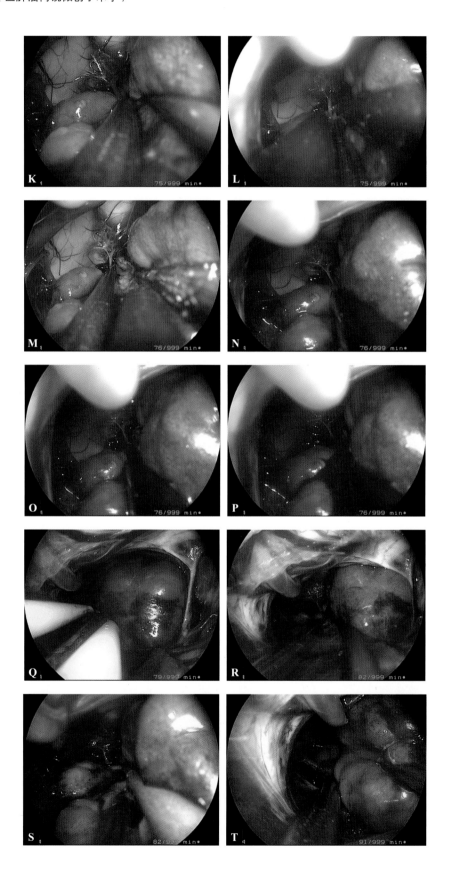

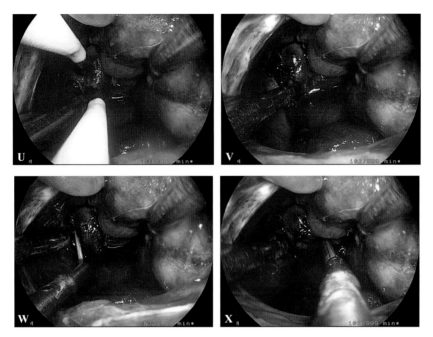

图 4 - 108　左侧 PMSCITA 切除松果体区肿瘤第二部分,分离肿瘤边界

　　首先分离肿瘤右上方、右侧和右下方边界,电凝切断游离静脉(A~H);然后,分离左侧上方边界,分离、电凝和切断左侧脉络膜后内侧动脉分支供血(I~S);切断电凝后的供血动脉位置偏低,造成出血,改用长的电凝镊补充电凝并进一步剪断(N~S);出血造成整个手术视野的血液污染,创面失去清晰的视野;最后进一步分离,在左侧又发现一根脉络膜后内侧动脉的分支供血,电凝切断(T~X)

　　注:白色 * 是大脑内静脉

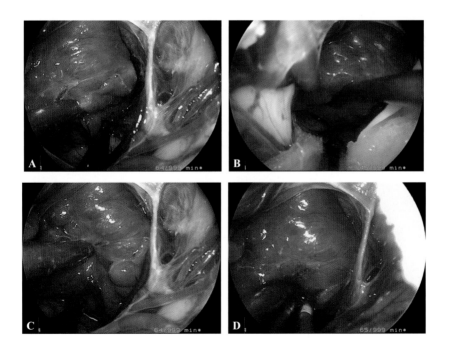

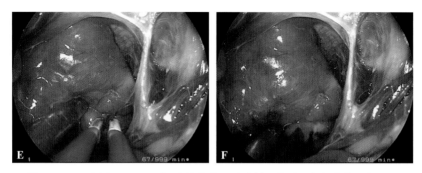

图 4 - 109　左侧 PMSCITA 切除松果体区肿瘤第三部分,分离肿瘤下方边界

　　这部分实际上是在分离左侧上方供血动脉之前的部分(图 4 - 108 的 I～S);为了更好地介绍这一部分,将此部分进行专门介绍。肿瘤的下方边界清楚,仅有较小的引流静脉向顶盖静脉交流,试图分离保留此顶盖静脉(A～C),但是未成功,最后电凝并切断此静脉(D～F)

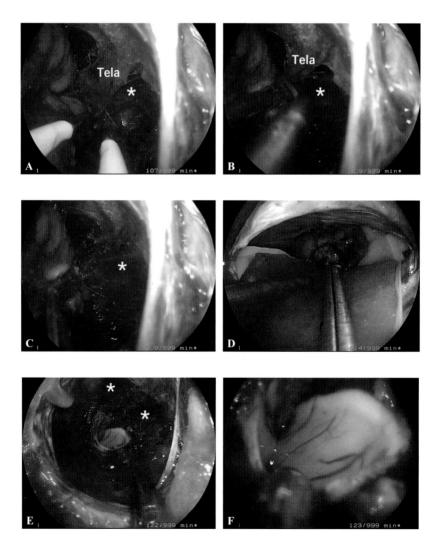

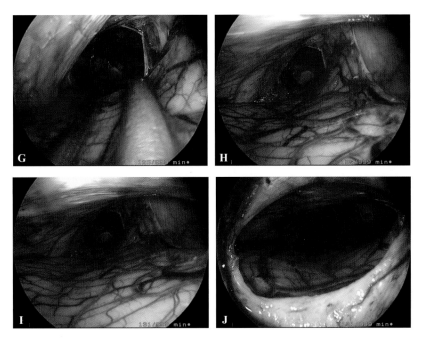

图 4‑110　左侧 PMSCITA 切除松果体区肿瘤第四部分,分离肿瘤上方边界,切除取出肿瘤

第 3 脑室顶部脉络幕(Tela)与肿瘤粘连,电凝止血后切开脉络幕,取出肿瘤(A～D);瘤床因
术中动脉出血被血液污染(E);探查第 3 脑室(F);逐步退出内镜,路径上无损伤出血,可见上蚓
部蛛网膜系带与天幕相连(G～J)

(8) 止血、关闭硬脑膜、关颅和伤口缝合:肿瘤切除后,吸除流入第 3 脑室前部积血,确
认术野无活动性出血,创面覆盖 Surgicel。用温盐水灌注。使用留取的筋膜和 5/0 可吸收的
无损伤缝线减张硬脑膜不透水缝合。在硬脑膜缝合完成后,使用钛合金条固定颅骨。然后
逐层缝合肌肉、皮下和皮肤组织。伤口粘贴专用的伤口敷料(图 4‑111)。

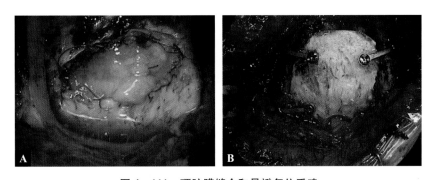

图 4‑111　硬脑膜缝合和骨瓣复位重建

硬脑膜和筋膜使用 5/0 可吸收无损伤缝线锁边不透水缝合(A);骨瓣钛条固定(B)

对于第 3 脑室侧壁和丘脑枕的丘脑肿瘤,大多数是胶质瘤,采用中线旁幕下小脑上入路
也有其独特的优势。如果肿瘤来源于丘脑枕,采用同侧入路比较便利;但是如果肿瘤处于第
3 脑室侧壁,可以使用肿瘤对侧的手术入路,这样就更加容易暴露肿瘤的外侧部分(图

4 - 112、4 - 113)。

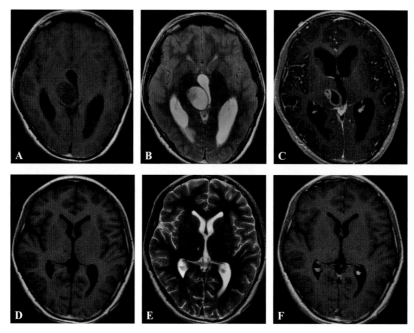

图 4 - 112　右侧丘脑毛细胞型星形细胞瘤术前术后 MRI

　　男性,13 岁。术前 MRI 扫描显示第 3 脑室右侧壁丘脑来源肿瘤,部分囊变,肿瘤结节位于外侧(A~C)。从手术的视角上采用左侧中线旁幕下小脑上入路更加容易暴露最右侧的结节部分。术后 MRI 显示肿瘤切除(D~F)

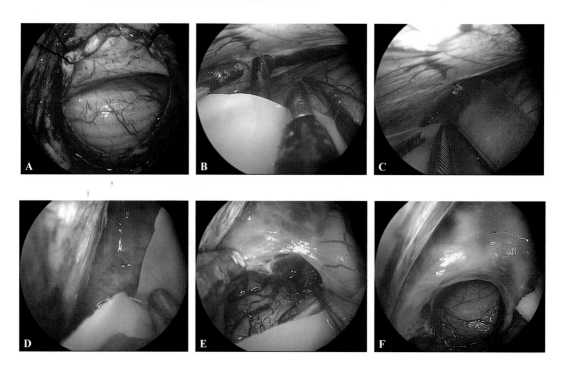

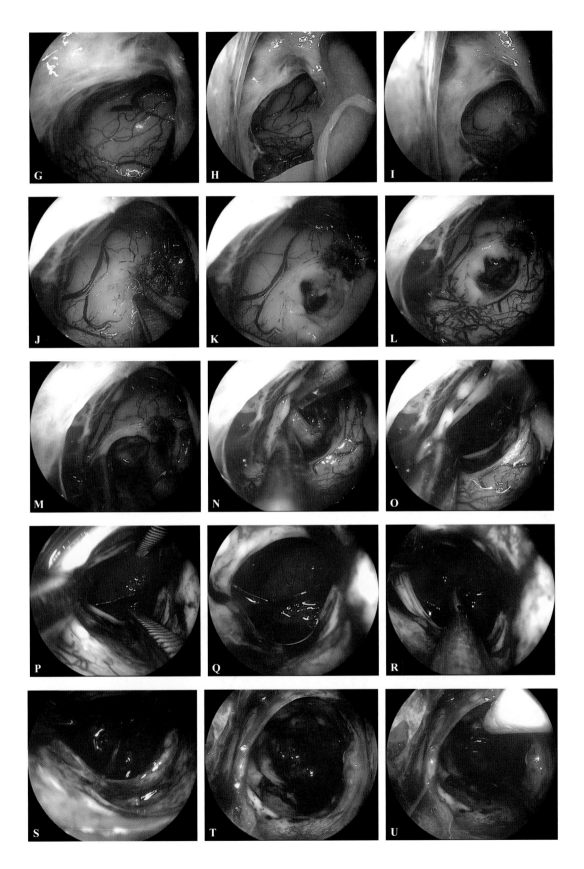

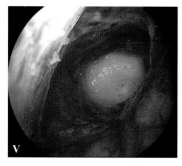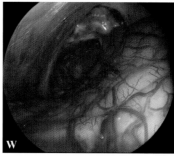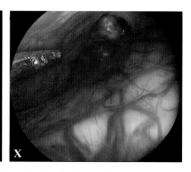

图 4 - 113　左侧中线旁幕下小脑上入路切除右侧丘脑毛细胞型星形细胞瘤手术过程

硬脑膜切开缝吊后,电凝切断小脑向天幕引流的 1 根桥静脉(A～C);开放四叠体池蛛网膜,暴露右侧膨隆的第 3 脑室侧壁(丘脑)(D～G);使用脑棉保护好内侧的静脉,防止电凝损伤静脉(H);电凝丘脑表面小血管,切开丘脑(I～L);取组织送检(M);继续暴露肿瘤囊壁,切开囊壁暴露囊腔内肿瘤结节(N～Q);取肿瘤结节送检(R);肿瘤结节质地韧,使用 CUSA 切除肿瘤(S);在瘤切除后反复检查,确认无肿瘤残留,温盐水灌洗瘤腔(T～U),确认无活动性出血,注射流体明胶 Surgiflo(V);退出内镜,温盐水灌洗(W～X)

　　6. 松果体区肿瘤伴第 3 脑室内或鞍上多发病灶的处理　我们发现 5 例松果体区肿瘤合并第 3 脑室其他部位或鞍上区病变。其中 2 例为松果体区肿瘤合并鞍上区肿瘤,首先以鞍上区病变的症状就诊发现,表现为垂体功能低下和尿崩症状,MRI 检查发现松果体区肿瘤合并鞍上区肿瘤。1 例松果体区肿瘤合并第 3 脑室顶部肿瘤,切除松果体区肿瘤,病理学诊断为生殖细胞瘤;采用放化疗治疗第 3 脑室顶部肿瘤治愈(见图 4 - 72)。1 例松果体区肿瘤伴梗阻性脑积水,行 ETV 时发现漏斗隐窝部位有小肿瘤,切除后病理学诊断为生殖细胞瘤;采用放化疗治疗松果体肿瘤后治愈(见图 4 - 20)。1 例松果体肿瘤合并梗阻性脑积水,分别于 1992 年和 2014 年在上海市同一家医院行 2 次脑室腹腔分流术。1992 年,分流术后诊断生殖细胞瘤(无病理学检查结果)行放射治疗。2019 年再次脑积水,在复旦大学附属中山医院检查发现前方第 3 脑室底部(灰结节处)和第 3 脑室后部 2 个病灶,采用 PMSCITA 切除后部病灶,诊断为良性畸胎瘤,术后再次脑积水,再行脑室腹腔分流术。下面是一例松果体区合并鞍上区生殖细胞瘤患者的病例影像和手术介绍(图 4 - 114、4 - 115)。

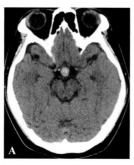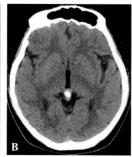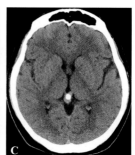

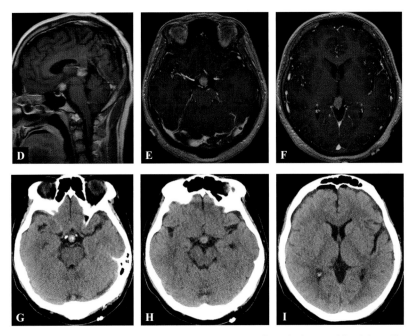

图 4-114　多发性颅内生殖细胞瘤,经左侧幕下小脑上入路切除松果体
区生殖细胞瘤术前术后 CT 和 MRI 扫描

　　男,13 岁。术前 CT 平扫显示:鞍上区和松果体区高度小圆形病灶(A~C);术前
T_1WI 增强 MRI 扫描显示:鞍上区视交叉后和松果体区高度小圆形均匀增强病灶(D~
F);术后第 10 天 CT 平扫显示:松果体区肿瘤已经切除消失,鞍上区病灶稍有缩小(考虑
是术后频繁 CT 扫描的放射性治疗所致可能)(G~I)

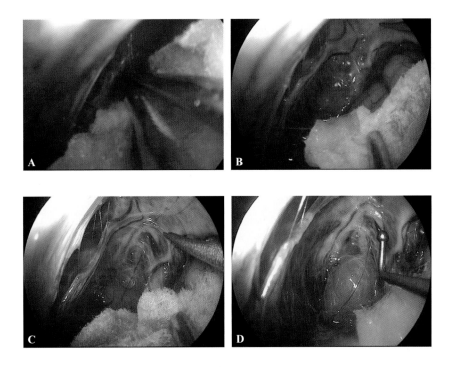

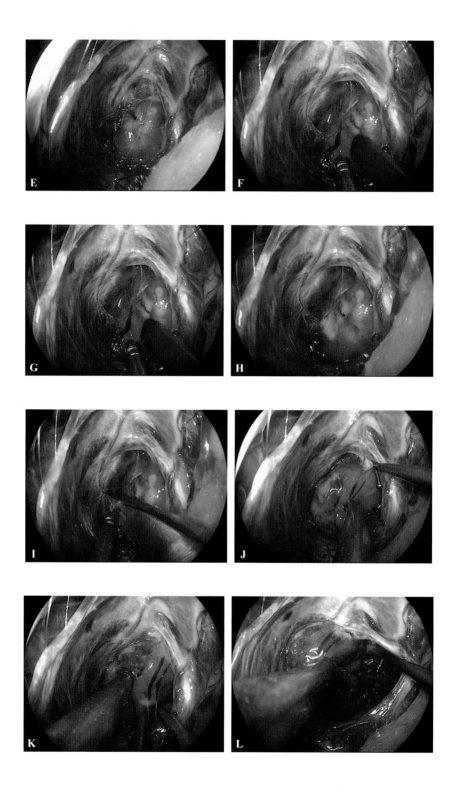

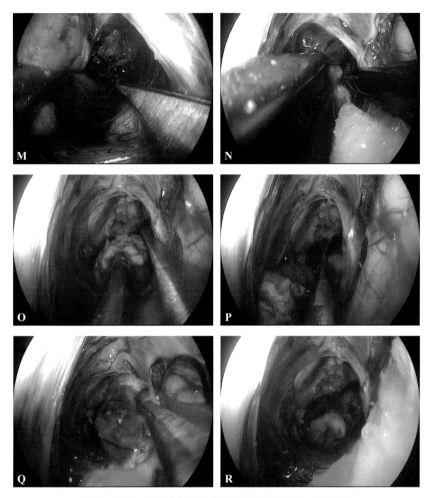

图 4-115　左侧中线旁入路切除松果体区生殖细胞瘤

开放四叠体池暴露肿瘤（A～E）；分离肿瘤边界电凝供血动脉和引流静脉，切除肿瘤
（F～Q）；肿瘤切除后第 3 脑室开放（R）

　　7. 中线幕下小脑上入路和中线旁幕下小脑上入路区别和选择　中线和中线旁 SCITA
手术各有优劣，具体体现在：①中线入路开颅手术中骨瓣要求跨窦汇，损伤静脉窦的可能性
大，比较复杂和耗时；同样中线旁入路手术只需分离和避免损伤横窦，开颅简单快速。中线
入路切开硬脑膜需要结扎或电凝枕窦，然后切开枕窦和小脑镰；中线旁入路只是简单的瓣形
切开硬脑膜，比较简单。②中线入路对于手术区域的解剖和手术定位比较容易理解和实施。
③中线入路在天幕和小脑之间存在更多的桥静脉，需要电凝和切断的桥静脉更多，（我们的
资料统计是 1～5 根，平均 2.8 根桥静脉，中线旁入路遇到的桥静脉较少，通常 0～1 根（1/3
为 0,2/3 有 1 根）。④中线入路幕下空间大于中线旁入路，操作空间大，在处理复杂病变和
血供丰富的病变时具有显著的优势。对于初学者更加适用。⑤中线入路手术距离短，对于
手术器械的长度要求相对低，而中线旁入路需要加长的手术器械。⑥中线旁入路更加容易
理解和开放四叠体池蛛网膜结构。⑦由于小脑蚓部山顶的阻挡，中线入路对于小脑中脑裂
和四叠体的暴露不如中线旁入路。⑧中线入路大多数需要电凝切断小脑前中央静脉，中线

旁入路则不需要切断此静脉。⑨由于大脑大静脉系统的阻挡,中线入路对上方和胼胝体压部视野的暴露困难,而中线旁入路就显得方便。⑩中线入路暴露双侧第3脑室侧壁,视野对称;而旁中线入路更加利于暴露对侧第3脑室侧壁,对于偏侧生长的肿瘤使用对侧中线旁入路更加便利暴露肿瘤为主一侧的前侧方。⑪中线入路在肿瘤切除后,可以很好地暴露第3脑室前部结构,而中线旁入路不便于暴露第3脑室前部,除非肿瘤巨大,第3脑室前部扩大明显。因此,中线入路便于肿瘤切除后探查第3脑室前部和吸除第3脑室前部和通过双侧室间孔流入侧脑室额角的积血。⑫中线入路由于暴露第3脑室前部结构方便,可以有利于从后方行终板造瘘术。⑬中线入路关颅比中线旁入路慢。⑭由于中线旁入路手术中损伤静脉较少,伤口小,术后恢复更加快速。

综上所述:对于初学者、肿瘤双侧生长较多、复杂和血供丰富的病变,建议选用中线入路;反之,对于具有丰富经验的医师、肿瘤左右径不大或偏于一侧、血供不丰富的肿瘤,选用中线旁入路,可以快速切除肿瘤和获得更加微创的手术效果,患者恢复更快。

(二) 化疗

在 WHO 分类系统中,颅内生殖细胞肿瘤(germ cell tumor,GCT)被分为生殖细胞瘤和非生殖细胞瘤性 GCT(nongerminomatous GCT,NGGCT)。NGGCT 包括胚胎性癌、内胚窦瘤(也被称为卵黄囊瘤)、绒毛膜癌、畸胎瘤(未成熟和成熟)和含有一种以上成分的混合瘤。

1. 颅内局限性生殖细胞瘤的化疗 颅内生殖细胞瘤对放疗极为敏感,单纯放疗的治愈率在 90% 以上,但放疗会导致迟发性神经认知功能损伤和内分泌功能障碍,尤其对于能够长期存活的患者而言,上述并发症会严重影响生活质量。生殖细胞瘤对化疗也高度敏感,因此在放疗的基础上联合化疗的目的是减少放疗剂量和范围,在不影响疗效的基础上,最大限度地减少放疗的远期不良反应。多项研究均证实,联合放化疗的 5 年生存率能够达到 80% 以上。

由于颅内生殖细胞瘤发病率低,临床研究的样本量比较小,缺乏高级别循证医学证据,因此目前使用的化疗方案多参照晚期颅外生殖细胞瘤的治疗方案,采用以铂类为基础的联合化疗,最广泛使用的是博来霉素、依托泊苷和顺铂(BEP 方案)。由于博来霉素可能导致严重的肺毒性,尽管发生率很低,但对于高风险患者(主要包括潜在的肺部疾病,肺部多发转移灶,或化疗后可能需要接受肺或纵隔手术)或年龄超过 50 岁的患者,也可以选择依托泊苷和顺铂(EP 方案),或者异环磷酰胺、依托泊苷和顺铂(VIP 方案)作为 BEP 方案的替代方案。在颅外生殖细胞瘤的研究中,EP 方案组患者在完全缓解率、无复发生存率和死亡率方面稍逊色于 BEP 方案组,但肺毒性的发生率显著降低。而 VIP 方案组的无病生存率(PFS)和总生存率(OS)均与 BEP 方案组相当,但 3/4 级血液学毒性的发生率明显高于 BEP 方案组。关于疗程的证据也同样来自颅外生殖细胞瘤,与标准的 4 个周期的 BEP 方案相比,3 个周期的 BEP 方案具有相似的完全缓解率和无进展生存率,因此预后良好的生殖细胞瘤患者可以仅接受 3 个周期的 BEP 方案,但由于 EP 方案较 BEP 方案稍逊色,故 EP 方案需完成 4 周期。VIP 方案也没有可以减少疗程数的证据,标准的治疗也需完成 4 个周期。上述方案在整个治疗过程中均应保持化疗药物的剂量强度,降低化疗药物剂量会影响预后。

在颅外生殖细胞瘤的研究中,将顺铂替换为卡铂的CEB方案与标准的BEP方案相比,1年无复发生存期和3年总生存期均明显降低,因此尽管卡铂的肾毒性更低,也并不推荐将顺铂替换为卡铂。在颅内生殖细胞瘤的研究中,卡铂被证实具有较高的抗肿瘤活性,也有将依托泊苷和卡铂作为新辅助化疗方案的报道,但缺乏与标准治疗方案的对比。具体的化疗方案详见表4-4。

表4-4　生殖细胞瘤参考化疗方案

方　案	具 体 剂 量
BEP	博来霉素 30 IU　第 1,8,15 天(d1,8,15) 依托泊苷 100 mg/m², d1~5 顺铂 20 mg/m², d1~5 每 3 周重复
EP	依托泊苷 100 mg/m², d1~5 顺铂 20 mg/m², d1~5 每 3 周重复
VIP	异环磷酰胺 1 200 mg/m², d1~5 依托泊苷 75 mg/m², d1~5 顺铂 20 mg/m², d1~5 每 3 周重复
CEB	博来霉素 30 IU　d2 依托泊苷 120 mg/m², d1~3 卡铂 AUC=5　d1 每 3 周重复

尽管生殖细胞瘤对化疗敏感,但2项研究证实单纯化疗的复发率较高,联合化疗和单纯化疗的5年复发率分别高达48%和58%,单纯化疗的复发率明显高于联合放化疗。因此,对于颅内局限性生殖细胞瘤,除非有明确的放疗禁忌证,否则不推荐单纯化疗。

2. 弥漫性和复发生殖细胞瘤的化疗　弥漫性生殖细胞瘤的治疗仍以放疗为主,联合化疗依然作为降低放疗剂量的手段。研究表明,化疗联合全脑、全脊髓放疗的5年PFS可达98%。颅内复发的生殖细胞瘤依然对化疗敏感,可以尝试沿用原始的化疗方案,部分患者可再次达到完全缓解,在有条件的医疗中心可以尝试清髓的高剂量化疗联合造血干细胞移植,方案以卡铂和依托泊苷为基础,联合或不联合放疗。

3. 非生殖细胞性生殖细胞肿瘤(NGGCT)的化疗　NGGCT比生殖细胞瘤少见,病理学上包含绒毛膜癌、胚胎癌及畸胎瘤等几种亚型。NGGCT的预后比生殖细胞瘤差,因此每位患者都应尽量接受包括手术、放疗和化疗在内的多学科综合治疗。

NGGCT对放射线不敏感,仅接受放疗的NGGCT患者5年生存率仅为20%~40%,而新辅助化疗联合全脑、全脊髓放疗则可以将5年生存率提高到60%~70%。NGGCT的化疗方案几乎都选用以铂类和依托泊苷为基础的联合化疗方案,一些研究还联合了环磷酰胺和异环磷酰胺(表4-5)。目前,最常见的治疗方法是患者先接受4~6个周期的化疗,随后进行放疗(或先接受初次手术,随后进行化疗和放疗),再根据化放疗后有无残留病灶决定是否接受手术或二次手术(second-look surgery)。

表 4 - 5　NGGCT 参考化疗方案

发表年份	患者例数	方　案	结　果
2014	26	新辅助化疗方案: 顺铂 20 mg/m² /d, d1~5, 依托泊苷 75 mg/m² /d, d1~5, 异环磷酰胺 1.2 g/m² /d, d1~5 新辅助化疗后肿瘤残留的大剂量方案: 环磷酰胺 2 g/m² /d, d1~2 卡铂 400 mg/m² /d, d1~3	6 年无复发生存率: (63±10)%;总生存率:(68±9)%
1997	18	放疗前: 顺铂(100 mg/m² /cycle) 依托泊苷(500 mg/m² /cycle) 放疗后: 长春花碱(6.5 mg/m² /cycle) 博来霉素(15 U/m² /cycle) 依托泊苷(300 mg/m² /cycle) 卡铂(450 mg/m² /cycle)	4 年无复发生存率:67%;总生存率:74%
2003	41	方案 1: 顺铂 20 mg/m² /d, d1~5, 依托泊苷 60 mg/m² /d, d1~5 方案 2: 依托泊苷 150 mg/m² /d, d1~3 卡铂 450 mg/m² /d, d1 方案 3: 顺铂 20 mg/m² /d, d1~5, 长春花碱 4~6 mg/m² /d, d1,8 博来霉素 10~15 mg/m² /d, d1,8,15	中等预后组 5 年生存率:84%
2015	102	方案 1: 卡铂 600 mg/m² /d, d1 依托泊苷 90 mg/m² /d, d1~3 与方案 2 交替: 异环磷酰胺 1.8 g/m² /d, d1~5 依托泊苷 90 mg/m² /d, d1~5	5 年无复发生存率: (84±4)%;总生存率:(93±3)%

新辅助化疗及放疗后有无残存病灶和血浆 AFP 的水平是判断预后的 2 个重要因素,经化疗及放疗后无残存病灶的患者 5 年 PFS 和 OS 均明显优于仍有残存病灶的患者,而 AFP>1 000 IU/L 的患者 PFS 要明显差于 AFP<1 000 IU/L 的患者。β - hCG 的升高在患颅内 NGGCT 的儿童中与预后无明显相关性。

对于复发性 NGGCT 患者,有研究采用大剂量化疗联合造血干细胞移植来达到根治性目的,但需要在有条件的医院进行,且仍需更多的数据来提高这一决策的证据级别。

4. 松果体实质细胞肿瘤的化疗　松果体母细胞瘤具有与髓母细胞瘤类似的生物学行

为。因此,松果体母细胞瘤患者化疗方案的制订多参考髓母细胞瘤的化疗方案,即根据复发风险和治疗毒性风险将患者分层,具体见表4-6。

表4-6　松果体母细胞瘤参考化疗方案

项　目	3岁及以上的标危患儿	3岁及以上的高危患儿	3岁以下的患儿
定义	肿瘤全切或近全切,且脑和脊髓MRI扫描及脑脊液分析未发现播散性肿瘤的证据	术后残余肿瘤≥1.5 cm²,和/或存在肿瘤播散或转移的证据	
治疗方案	手术＋术后全脑、全脊髓放疗＋辅助化疗	全脑全脊髓放疗＋化疗	因全脑、全脊髓放疗后出现重度神经功能缺损的风险较高,故多采用多药化疗以推迟或避免放疗
化疗方案	放疗期间长春新碱同步化疗,放疗完成后采用长春新碱＋顺铂＋洛莫司汀,或长春新碱＋顺铂＋环磷酰胺,治疗8个周期	放疗期间卡铂＋长春新碱同步化疗,放疗完成后采用6个周期维持化疗(环磷酰胺＋长春新碱±顺铂)或放疗后大剂量化疗＋自体造血干细胞移植	包括甲泼尼龙、长春新碱、洛莫司汀或卡莫司汀、丙卡巴肼、羟基脲、顺铂、阿糖胞苷、环磷酰胺的8合1化疗方案或长春新碱＋环磷酰胺/顺铂＋依托泊苷的交替化疗

值得注意的是,目前仍需更大型的研究和长期随访数据来确定大剂量化疗方案对患者的短期和长期风险是否超过潜在益处。此外,对于3岁以下患儿,无论是8合1的化疗方案,还是交替化疗方案,结果均令人失望。所有接受治疗的患儿均在短期内出现疾病进展。因此,目前仍无标准的化疗方案。

(三) 放疗

松果体区肿瘤是指起源于松果体及其邻近组织结构的肿瘤,如第3脑室后部、脉络膜组织、胼胝体后部及四叠体等部位的肿瘤。

松果体区及第3脑室后部肿瘤约占颅内肿瘤的1.2%,但70%~80%为恶性或浸润性生长,如松果体瘤、生殖细胞瘤及胶质瘤。疾病种类多且复杂,并易阻塞脑脊液循环通路造成脑积水。该区域肿瘤解剖位置深,毗邻丘脑、中脑等重要组织结构,且有深部静脉走行,手术可操作空间狭小,易造成周围组织损伤,外科治疗一般难以手术切除。虽然,随着显微技术应用及术前评估技术、术后管理方法的更新与进步,使手术死亡率由2003年的10%降至2014年的0.7%,但致残率仍高达3.5%。

1. 松果体区和第3脑室后部肿瘤的诊断性放射治疗　长期以来,由于松果体区和第3脑室后部肿瘤的特殊部位,以及该区域单纯生殖细胞肿瘤的较高构成比赋予了放射治疗在松果体区和第3脑室后部肿瘤治疗中占有重要位置,部分病例在没有病理学诊断的情况下先采用放射治疗,最后以肿瘤标志物、影像学表现以及肿瘤对放射治疗的敏感性等资料共同为诊断提供依据,这种放射治疗称为诊断性放射治疗。

松果体区和第 3 脑室后部肿瘤因为其所处特殊解剖部位,受当时神经外科技术条件的限制,甚至试图活检或取得病理学组织的手术均会带来较大风险,故此在 20 世纪末之前,乃至当今,国内部分医疗单位治疗前的定性诊断主要依靠 CT、MRI 和肿瘤标志物的检测。考虑松果体区生殖细胞肿瘤占比较高,且对放疗非常敏感,在相当长的一段时间,习惯采用对于松果体区可疑生殖细胞瘤患者,进行诊断性放射治疗。先设肿瘤局部小野照射 20 Gy 剂量后复查,如肿瘤消退或大部分消退,临床诊断为生殖细胞瘤,将继续接受放射治疗。而疗效不佳者考虑为非生殖细胞瘤的其他类型肿瘤,可能是混合性生殖细胞肿瘤、绒毛膜癌、内胚窦瘤、畸胎瘤或其他肿瘤,尽可能接受手术后给予术后放化疗。这种方法虽然有一定的应用历史,但也存在明显弊端。活检研究表明,通过影像学检查怀疑生殖细胞肿瘤的患者中,只有 61% 是真正的生殖细胞肿瘤。因为多数肿瘤的影像学表现有交叉,而且有相似影像学表现的不同类型肿瘤对不同治疗的敏感性差异太大。多位学者指出,CT 和 MRI 影像学特征在松果体区不同肿瘤虽有一定的特点,但用于预测肿瘤病理学类型特异性差。另外,肿瘤标志物阳性,固然对于松果体区生殖细胞肿瘤及其鉴别诊断有重要价值。然而其阳性率很低,肿瘤标志物阳性者占全部例数的百分率和占生殖细胞肿瘤的百分率分别仅为 2.5% 和 9.1%。其他不支持单纯根据影像学特点进行诊断性放疗的原因是:①对射线敏感并不是诊断生殖细胞肿瘤的可靠依据,因为多种恶性肿瘤均可在放疗后迅速缩小;②未获得病理学证实的可疑病变放疗后 5 年生存率约在 60%,远低于病理学证实的纯生殖细胞瘤的 5 年生存率;③接受诊断性放疗的患者需要承受 20 Gy 放疗的影响,就是成年人,放疗也可以造成约 2/3 的患者出现短期或长期的认知功能下降,而对儿童和青少年这一特殊群体患者,即便是 20 Gy 的照射,也可能造成很严重的认知和内分泌功能障碍问题,应该尽可能避免;④活检或手术并不会增加肿瘤种植转移的危险性。

2013 年,来自 25 个国家的 77 名多学科专家制定了关于颅内生殖细胞肿瘤临床管理的德尔菲共识声明,应同时检测血清和脑脊液中甲胎蛋白(AFP)和人绒毛膜促性腺激素(HCG),以帮助诊断。生殖细胞瘤患者 HCG 总量轻度升高,并可能有胎盘碱性磷酸酶(PLAP)升高。免疫组化高度表达 ckit、OCT3/4 和 PLAP。在血液或脑脊液中检测到肿瘤标志物,那么诊断不一定需要活检。如果没有阳性的肿瘤标志结果,活检是必要的。然而,这仅仅是专家共识,并非能与临床实际情况完全吻合。如颅内双灶性病灶伴 HCG 升高和 AFP 正常被公认为是颅内生殖细胞瘤的病理特征,Aizer 等的研究发现,影像学显示双部位病灶,伴血清、脑脊液 HCG 升高,AFP 正常至轻度升高的患者中,有 21% 的病例最终病理学诊断为非生殖细胞瘤的生殖细胞肿瘤。

正是由于目前术前定性诊断手段尚不能满足临床要求,因此获得病理学诊断对于提高松果体区肿瘤治疗水平至关重要。在神经外科技术日益发达的今天,现代显微神经外科技术和安全性大幅提高,获取准确的病理学诊断后再进行针对性的综合治疗是提高松果体区肿瘤疗效的基础,放疗前尽量获得病理学诊断。当然,应该充分考虑我国幅地广阔,人口众多,各地区、不同医院之间条件差距较大等实际情况,不应该不加分析地诿病仍采用诊断性放疗的单位。但从总体趋势上说,诊断性放疗这一特殊方法的比例应该逐渐减少直至摒弃。

我们推荐松果体区肿瘤的诊治按照一个多学科的模式进行。除紧急情况需要立即行脑脊液分流手术外,最初的诊治讨论应该包括放射科、脑外科、神经科和肿瘤科等多学科专家。在完成详细的影像学检查和血液、脑脊液检查后,初步明确诊断属于病灶仅限于颅内的局限性病变抑或是发生脊髓转移的转移性病变。接下来首先要解决的问题是该患者是否必须拿到组织学证据,这取决于患者年龄、种族、病灶部位、血清和脑脊液中肿瘤标志物情况以及脑脊液中肿瘤细胞检查是否阳性等因素。脑脊液中出现基底细胞和/或淋巴瘤细胞的特异性改变则主张立即化疗,恶性蓝色小圆形细胞提示原始神经外胚层肿瘤或松果体母细胞瘤。如果细胞学足够可靠,并且手术是禁忌的,即可开始医学治疗。不满足上述特征外的所有其他病例,均必须首先取得病理学证据。但无论是在脑室内造口术,或开放活检或肿块切除,均应由具有松果体肿瘤丰富管理经验的外科医师来完成,以尽量减少术后视力缺陷和帕里诺综合征的风险。肿瘤标志物升高提示生殖细胞瘤,对其采用一线化疗可以避免危险的即时手术。对于肿瘤标志物阴性等患者如果必须取得组织学证据,那么应该详细讨论手术的范围,明确手术的目的只是获取病理学证据,抑或是切除肿瘤。如果诊断为生殖细胞瘤,推荐化疗序贯全脑放射治疗或全脑室放射治疗。松果体实质肿瘤将按级别治疗,对于松果体细胞瘤可以行单纯手术治疗;如果诊断为松果体母细胞瘤则接受化放疗。同样,对于胶质瘤应该根据其级别进行处理,在低等级手术切除后随访,高级别胶质瘤通常应该接受放化疗。总之,每位患者经多学科专家研究讨论,在兼顾尽量提高生存率和努力降低长期的不良反应2个因素的前提下,对松果体区和三脑室后部肿瘤患者诊治做出最终的个体化推荐。

2. 颅内生殖细胞肿瘤放射治疗 颅内生殖细胞肿瘤(intracranial germ cell carcinomas, icGCTs),icGCTs在西方国家占儿童和青年原发性中枢神经系统肿瘤的3%～5%,男女比率为4～5:1。在亚洲更常见,占中枢神经系统肿瘤的11.15%。发病高峰年龄为10～30岁,成年人相对少见,在30～44岁的人群中,icGCTs只占CNS的9%。2016年,WHO中枢神经系统肿瘤分类将icGCTs分为生殖细胞瘤、畸胎瘤、畸胎瘤恶变、绒毛膜癌、卵黄囊瘤、胚胎癌和由上述各种肿瘤细胞混合而成的混合性生殖细胞肿瘤。50%～65%的icGCTs位于松果体区,也可发生在鞍区(30%～40%)、第四脑室、基底节和丘脑;5%～10%的患者在松果体和鞍区同时发生病灶,这种情况多见于生殖细胞瘤。发生于松果体区的icGCTs男女比率为(3～10):1。典型症状为Parinaud综合征和性早熟,肿瘤较大者压迫中脑导水管和室间孔,导致脑积水和颅高压症状。颅内生殖细胞瘤脑脊液播散种植的概率文献报道为7%～36%。

(1) 颅内生殖细胞瘤放射治疗:以往,放射治疗是颅内生殖细胞瘤的主要治疗方法,例如全脑、全脊髓照射(craniospinal irradiation, CSI)是20世纪90年代之前的基本治疗方法。据文献报道,生殖细胞瘤接受CSI照射25～35 Gy,再对原发肿瘤加量10～25 Gy的放射治疗,其长期总生存率超过80%。然而,CSI的长期不良反应,诸如神经认知缺陷、内分泌晚期后遗症、心功能不全以及继发肿瘤等,尤其是对儿童患者的严重不良反应,均提示学者们应去寻求其替代方案。对于生殖细胞瘤,仍然没有关于放射治疗规范或共识,关于照射剂量、靶区体积等方面均存在争议。

那么,能否降低全脑、全脊髓的照射剂量呢? Bamberg等报告了一项多中心前瞻性研究——MAKEI 83/86/89,该研究的目的是探索降低照射剂量在颅内生殖细胞瘤治疗中的疗效。1983—1993 年间 60 例病理和细胞学证实的生殖细胞瘤进入研究,照射范围为全中枢预防和局部推量。在 MAKEI83/86 研究中 11 例全中枢预防照射剂量为 36 Gy,肿瘤局部推量 14 Gy;在 MAKEI89 研究中 49 例全中枢预防 30 Gy,肿瘤局部推量 15 Gy。结果显示,所有的患者均达到完全缓解。5 年无复发生存率为 100% 和 88.8%,5 年 OS 为 100% 和 92%。5 例患者出现复发,1 例在脊髓,4 例在中枢神经系统以外的部位。作者认为降低剂量是可行的,全中枢照射 30 Gy,原发灶推量至 45 Gy 能够取得良好疗效。

CSI 的理论基础是 Rashid 等认为松果体区生殖细胞瘤细胞极易脱落,沿脑脊液种植转移,而脑脊液细胞学检查阳性率又太低,不足以对松果体区肿瘤的脑脊液播散起到诊断或监视作用,因此应该作预防性脊髓照射。那么放射靶区是否有从全脑、全脊髓有所缩小的可能? Rogers 等分析了 1988—2004 年发表的文献中满足要求的 788 例颅内生殖细胞瘤患者。其中第一组 343 例患者接受 CSI,除 1 例以外,原发肿瘤全部控制良好,仅 13 例复发,其中 4 例出现脊髓复发,超过 2/3 的复发发生在中枢轴以外;第二组 278 例患者接受全脑或全脑室照射＋局部推量照射技术,局部控制率 97.5%,复发率为 7.6%,脊髓复发率为 2.9%,且全部为单个孤立病灶,与接受 CSI 组没有差异;第三组仅接受局部照射,共计 133 例患者当中,总的复发率为 23.3%,局部复发率 6.8%,孤立病灶的脊髓复发率为 11.3%,是全脑或全脑室照射＋局部推量组的 4 倍。该研究得出结论,放疗靶区可以从 CSI 缩小至全脑或全脑室,但是不能缩小到肿瘤局部。同样的研究结果见于稍后的一项回顾性研究,1980—2007 年,165 例颅内生殖细胞瘤患者,仅仅针对病灶局部照射,结果导致脊髓复发的风险显著增加。

Shikama 等的回顾性研究收集了 6 个研究机构从 1980—2001 年收治的 180 例颅内生殖细胞瘤患者,分析全脊髓照射对治疗结果的影响。114 例患者接受局部＋全脑或全脑室照射,66 例患者接受全中枢照射。55 例患者接受了化疗。原发灶、颅内、脊髓 3 个部位的 8 年复发率分别为 1%、6% 和 6%。多因素回归分析表明,全脊髓照射对无瘤生存率的贡献很小。东南亚地区生殖细胞瘤研究结果也发现,中枢神经系统的生殖细胞瘤的复发大多数都位于脑室内。

综合上述研究,截止 21 世纪初,大部分学者认同颅内局限性生殖细胞瘤可以采用传统的全脑、全脊髓照射方法,也可以采用全脑照射或全脑室照射(30～36 GY)＋局部肿瘤推量照射(14～20 Gy)技术。

在过去的 20 年里,学者们尝试着将化疗引入到颅内生殖细胞瘤的治疗方案中,目的是在不影响生存率的情况下进一步减少靶区体积和照射剂量。Silvani 等报告了 18 例颅内生殖细胞瘤接受诱导化疗 3～4 周期,对于孤立的生殖细胞瘤照射范围为大体肿瘤,5 例多灶性的生殖细胞瘤的照射范围为全脑室照射,单个播散性生殖细胞瘤的照射范围为全中枢照射,照射剂量为 30 Gy。中位随访 55 个月,18 例患者均无瘤生存。

Alapetite 等报告了从 1990 年和 1999 年开始治疗非转移性颅内生殖细胞瘤的 60 名法国患者的结果,化疗后再行局部放疗(RT)。靶区为肿瘤原发部位边缘外放 2 cm,剂量为 40 Gy(1.6～1.8 Gy/分次),10 例复发,中位复发时间 32 个月内,其中 9 例复发部位为局部或局部区域内,大部分在脑室周围区域,只有 1 例患者发生一处远处软脑膜孤立的病灶复发。从而作者推荐为了降低复发,诱导化疗后将脑室作为放疗靶区,是合理选择。经过 10 多年化疗药物的筛选,最近一项研究中的 24 名中枢神经系统生殖细胞瘤患者,采用多种包括卡铂、依托泊苷、异环磷酰胺等药物化疗后,再接受相对低剂量的放射治疗,结果 5 年 PFS 为 96%,OS 为 100%。

在 SFOP‑TGM‑TC 90‑92 的研究中,29 例生殖细胞瘤患者,使用卡铂、依托泊苷和异环磷酰胺进行 2 个周期的化疗后,原发肿瘤局部接受 40 Gy 放疗,随访 4 年的总体生存率 100%,不良反应生存率 EFS 为 (93.3±6)%。

Shirato 等分析了 27 例颅内生殖细胞瘤在手术和化疗后,放射治疗时照射野的边界对局部控制的影响。CTV 的范围是大体肿瘤在二维方向上外放 2.0 cm,90% 等剂量曲线包括 CTV,处方剂量 24 Gy,多灶性肿瘤采用全脑室照射,播散性肿瘤采用全中枢照射。18 例单发肿瘤,实际测量后 CTV 外放边界 W1.5 cm 的患者中有 6 例复发,9 例接受全脑和全中枢照射者无复发。作者认为诱导化疗后的患者,最小的照射范围应该是全脑室照射。

SIOP‑CNS‑GCT‑96 是一项多中心非随机前瞻性临床研究,考察比较降低全脑、全脊髓放疗剂量至 24 Gy+肿瘤推量至 16 Gy($n=190$ 例)与化疗(2 个周期的卡铂和依托泊苷与依托泊苷和异环磷酰胺交替进行)后序贯局部放疗 40 Gy($n=65$)两种方案。两组总体生存率分别为 (0.95±0.02) $vs.$ (0.96±0.03),$P=0.72$;两组无不良反应,生存率分别为 (0.94±0.02) 对 (0.88±0.04),$P=0.13$,差异均无统计学意义。虽然两组 PFS 有显著差异 [(0.97±0.02) $vs.$ (0.88±0.04),$P=0.04$],全脑、全脊髓放射治疗组占优,但是分析发现,化疗联合局部放射治疗后的 7 例复发患者中,有 6 例复发在脑室或有合并的原位复发。这项研究表明,针对局限性生殖细胞瘤患者,既可以采用降低剂量的全脑、全脊髓放疗方案,也可以采用化疗联合局部放射治疗剂量。但复发模式提示,放射野必须包括全脑室,转移性生殖细胞瘤患者则需要化疗联合放疗,CSI24 Gy/15F 然后原发灶和转移灶局部推量 16 Gy/10F。

综合各研究结果,诱导化疗后,颅内生殖细胞瘤放射治疗的靶区和剂量均可以适当减少,但总体而言,仍然没有明确的标准,最终治疗方案是基于肿瘤、患者的年龄、医师建议、患者和/或患者家属的选择等因素综合产生的。相反,转移性疾病患者则需要行全脑、全脊髓放疗、单独或联合,或不联合化疗。如因各种原因不能联合化疗时,推荐 CSI,总剂量 24～30 Gy,原发肿瘤病灶和较大的转移灶推量到 40～45 Gy,可以达到导致良好的效果。Maity 等报告了 39 例颅内生殖细胞瘤患者,其中 13 例有脑脊液阳性或在脊髓 MRI 上有脊髓转移。采用全脑、全脊髓照射方法,全脑 36 Gy,全脊髓剂量 30.6 Gy,肿瘤原发病灶 50.4 Gy,随访超过 7 年无任何复发。

总体而言,恶性肿瘤生长于第 3 脑室后部松果体区特殊的解剖部位,让放射治疗很难在肿瘤良好控制与避免发生危及生命的严重不良反应之间实现完美平衡。虽然我们常常认为治疗的主要目标是治愈,但我们必须牢记另一个目标,即能让这些儿童愉快成长并继续过有意义的生活,而不必为治疗造成的医疗并发症承受重大负担。放射治疗硬件、软件的进步以及化疗的引入使得肿瘤组织接受更高、更均匀的剂量,同时健康的、未受累及的脑组织受照射的体积更少,放射剂量更低。神经外科的进步使得某些肿瘤手术更彻底,从而避免照射。神经放射学的进展也使得肿瘤和中枢神经系统结构的可视化效果更好。诸多因素形成合力,相信第3脑室后部松果体区肿瘤的治疗前景一定会越来越光明。

颅内生殖细胞瘤现多采用诱导化疗后联合放射治疗,或单独采用放射治疗。转移性病变患者通常采用CSI＋病灶局部区域推量照射技术。对局限性颅内生殖细胞瘤通常采用全脑室系统照射＋病灶局部推量照射技术。CSI由于要包括整个大脑和全长度的脊柱,因此技术上有一定难度。在传统照射技术中,为了使全脑的两个对侧野和脊髓的垂直野进行精确的衔接,避免在这一区域内的剂量出现"热点"或"冷点",大多数医院在治疗期间会移动相邻两野的交接点以消除交接区域内的冷、热点,此时需要使用半束分野、旋转治疗床与光栏等技术,从而给技术操作增加了环节,造成定位和摆位复杂、时间较长、患者不易配合。这样不仅降低效率,还影响摆位的重复性和精确程度。另外,在剂量分布上仍然不可避免易出现冷、热点。螺旋断层放射治疗系统(tomotherapy)治疗范围可以长达1.5 m,可以一次很好地完成全脑、全脊髓放射治疗,但所需的设备昂贵,费用较高。同时由于Tomo是采用影像指导放射治疗(IGRT),而全中枢治疗靶区范围异常广泛,从而造成单次治疗时间非常长,因此只有少部分患者能受益于TOMO。目前,国内除少数基层单位采用传统放射治疗技术外,大部分医疗机构会采取适形调强放射治疗技术。在此简要介绍相对复杂的全脑、全脊髓的适形状调强放射治疗。简要步骤如下。

1) 体位固定:患者俯卧全脑、全脊髓CT模拟定位板上(鉴于采用的设野方法,要求定位板与模拟机固定,并能同样固定在加速器治疗床上),双手放在两侧身旁,头和颈部利用下颌固定托架和热塑头罩固定,头位要求颈椎处于比较平坦、与床面平行的状态。身体在真空负压袋上,体中线与床轴一致,双手置于身体两侧,抽真空固定体部。在头部面膜双侧和脑后分别放置1 mm标记点。

2) CT模拟扫描:平静呼吸时使用模拟定位机对患者进行CT扫描。扫描范围从头顶至坐骨水平(包括男性睾丸),扫描层厚5 mm,包括全脑、全脊髓,传输图像至三维治疗计划系统按治疗体位扫描全脑、全脊髓,层厚3～5 mm数据传输到计划系统工作站。

3) 靶区勾画和确认:全脑、全脊髓靶区确定,结合MRI影像学的图像确定并勾画放疗靶区和需保护的脑干、眼球和晶状体、视神经、喉头、肺、心脏、肾脏、肝脏、女性卵巢和男性睾丸等重要组织器官。CTV2为全脑和全脊髓区,CTV2外放5 mm形成PTV2。治疗前大体肿瘤区外放1.5～2.0 cm为CTV1,CTV1外放0.5 cm形成PTV1。

4) 处方剂量确定:联合化疗者CSI 24 Gy/15F＋Boost16 Gy/10F,不联合化疗者CSI放疗总剂量24～30 Gy,原发病灶和较大的转移灶推量到40～45 Gy,小于6岁儿童CSI 18～24 Gy。

5) 治疗计划设计和评估确认:在头颅放置标记点作为全颅野照射中心,进床30 cm左右作为全脊髓野的照射中心,在矢状面上保证脊髓野上界和头颅野的下界平齐,通过等量增加全颅野的下界和缩小全脊髓野的上界各7 mm,保证剂量不出现冷热点。经过3次移动后,将4个计划叠加。在TPS上直观地把移动野确定好,计算好剂量分布,使剂量既精确,又准确,接野处无冷热点。经治疗计划系统把治疗数据传入加速器,理论上不易出错,克服了传统放疗技术员需要每周移动射交界,操作繁琐且准确性差的弊端。

6) 治疗计划验证和实施:每次移动计划照射总剂量次数的1/4次,例如处方计划照20

次，每次移动计划各照射 5 次。

（2）颅内非生殖细胞瘤性生殖细胞肿瘤放射治疗：颅内生殖细胞肿瘤除生殖细胞瘤外，另外一类为非生殖细胞瘤的生殖细胞肿瘤（non germinomatous germ cell tumors，NGGCTs），包括 WHO 分型中除生殖细胞瘤以外的其他类型肿瘤，如畸胎瘤、畸胎瘤恶变、绒毛膜癌、卵黄囊瘤、胚胎癌和由上述各种肿瘤细胞混合而成的混合性生殖细胞肿瘤。

成熟畸胎瘤预后良好，Tanrıkulu 报道 10 例成熟畸胎瘤全部手术切除，术后无辅助化疗或放疗。随访期在 3～170 个月（中位随访期 60.5 个月）。所有患者均存活，无肿瘤复发。Schild 等报告了 57 例接受 NGGCTs 治疗的患者，中位随访时间 36 个月。成熟畸胎瘤 3 年生存率 86%，未成熟畸胎瘤 67%，混合生殖细胞瘤 44%，其他组织学类型 13%（$P=0.02$）。3 年总生存与手术切除质量显著相关：仅活检组为 0%，部分切除组为 32%，全切除组为 73%（$P=0.0001$）。成熟畸胎瘤或未成熟畸胎瘤患者术后无论是否接受化疗或放疗，对生存率几乎没有影响。Jinguji 报告的研究中，颅内 NGGCT 无论在全脑放疗和化疗之前或之后手术切除病灶均能起到良好效果。

因此，手术治疗对于 NGGCT 至关重要，对于成熟和不成熟畸胎瘤均建议首选手术全切除，其他类型 NGGCT 生存也与手术质量密切相关。放化疗后手术切除残余病灶，即使是补救性治疗，手术也能取得良好效果。

除成熟畸胎瘤外，单纯手术切除并不能充分控制 NGGCT。虽然日本的 icGCTs 治疗方案中包含手术的频率高于美国，但美国和日本在这方面的研究结果相似。研究显示诱导化疗后放射治疗，能将 NGGCT 长期存活率提高 70%～75%。治疗 NGGCT 最有效的药物包括卡铂、顺铂、依托泊苷、吉西他滨、异环磷酰胺、紫杉烷类和长春花碱。Masutani 等报告了卡铂或顺铂联合依托泊苷方案治疗中等预后 NGGCT 有效，但对于预后不良的 NGGCT，即使是异环磷酰胺、顺铂及依托泊苷三药联合也不能控制。因此，治疗还需要采用多种手段联合。

Schild 的研究发现，除畸胎瘤外的其他肿瘤患者的术后辅助放化疗能让患者获益。接受化疗的患者 3 年生存率为 56%，而未接受化疗的患者为 8%（$P=0.0001$），接受放疗的患者 3 年生存率为 46%，而未接受放疗的患者为 11%（$P=0.0015$）。

截至目前，NGGCT 治疗应该选择多学科联合模式已达成共识。诱导化疗＋放射治疗＋二期手术是常用的组合方法。但在组合顺序上不尽相同，日本常采用诱导化疗和放疗后全部完成后手术切除的方案，美国和欧洲则更多采用化疗后手术再序贯放疗的方法。

放射治疗是 NGGCTs 治疗的重要组成部分，但最佳的放射剂量、靶区范围尚不确定。Kim 发起的一项研究，回顾性分析了排除成熟畸胎瘤在外的 32 例 NGGCTs 患者。中危组 14 例（未成熟畸胎瘤、恶变畸胎瘤、以生殖细胞瘤或畸胎瘤为主的混合瘤），高危组 18 例（其他高度恶性肿瘤）。19 例接受手术、化疗和放疗联合治疗；9 例患者接受化疗加放疗；3 例患者接受手术加放疗；1 例患者仅接受放疗。27 例患者接受 CSI，中位 36 Gy（范围 20～41 Gy）加病灶推量 18～30.6 Gy，5 例接受全脑放疗（20～36 Gy）或病灶放疗（50.4～54 Gy）。全切除＋次全切除率 71.9%。存活患者的中位随访时间为 121 个月。结果：7 例治疗失败。接受局部 RT 或 WBRT 的 5 例患者中有 3 例出现局部复发。CSI 后发生 4 例脑脊液（CSF）复发。中危组无 1 例失败。所有患者的 10 年无复发生存率（RFS）和 OS 分别为 77.6％和 74.6％。中、高危组 10 年 RFS 分别为 100％和 61.1％（$P = 0.012$）。两组 OS 分别为 85.1％和 66.7％（$P = 0.215$）。肿瘤组织学和 CSI 是 RFS 的重要预后因素，但 CSI 与 OS 无相关。结论：多模式治疗 NGGCTs 是有效的。对于预后较差的组织学患者应考虑 CSI。CSI 显著增加无复发生存率，推荐使用大于 36 gy 的剂量，原发肿瘤部位照射剂量大于 54 Gy 的辐射。目前，CSI 仍然是相当多机构采用的常用方式，但 CSI 的不良反应众所周知，如神经认知、生长、听觉和内分泌影响，以及卒中和继发肿瘤的风险等，尤其在儿童患者，晚期毒性更是不可忽视。为了避免 CSI 的严重晚期不良反应效应，不断有机构针对上述因素开展相关探索。

在一项尝试缩小 NGGCT 患者的放射治疗靶区的回顾性研究中，观察分析了 1996—2016 年间 16 例没有接受 CSI 方案而减小靶区放疗的患者的疗效。中位年龄为 10.8 岁（4.6～41.0 岁），松果体肿瘤 10 例，鞍上肿瘤 6 例。全部接受化疗，9 例患者随后接受了第 2 次手术。3 例接受肿瘤局部放疗，中位剂量 54 Gy。13 名患者接受全脑室照射，中位剂量为 30.6 Gy（30.6～36 Gy），肿瘤推量放疗 54 Gy。中位随访 4.1 年，3 名患者在诊断后中位数 9.9 个月出现局部复发。其中 1 例在 30 个月后出现软脑膜复发，1 例患者诊断后 2.6 年死于其他疾病，另一例患者诊断后 19.3 年死于中风。14 例患者仍存活，没有任何疾病迹象。Kaplan-Meier 估计的 4 年 OS 为 92％，无失败生存率 FFS 为 81％。肿瘤控制良好，全部患者无一例放射野外复发。

由于发病率低，大多数机构单中心数 10 年积累的病例才 10 余例，随机的临床试验较难发起，也很难完成，因而少有高级别循证医学证据。在美国治疗 NGGCTs 更多的是采用 CSI 和肿瘤床推量的方法，而日本方案更偏好为中度预后 NGGCTs 采用针对肿瘤局部和病灶周围区域的放射治疗，对预后不良 NGGCTs 者才使用 CSI。欧洲的标准是仅用局部放疗法治疗非转移性 NGGCTs。而集欧、美、亚、澳洲专家意见的《德尔菲的共识》，NGGCT 的治疗应该包括化疗和 CSI 放疗，尤其是对于转移疾病和残存肿瘤切除术后患者更应该 CSI 综合目前各地区研究结果，有学者对 NGGCTs 的治疗推荐是：成熟型畸胎瘤安全切除术后观察。未成熟畸胎瘤和恶变畸胎瘤处理类似于其他类型 NGGCTs，治疗方案推荐如下。

1）接受新辅助化疗 4～6 个周期，通常包括卡铂/顺铂、依托泊苷和异环磷酰胺，但也可能包括吉西他滨、紫杉烷或长春碱。

2）建议对除畸胎瘤以外的那些预后不良的 NGGCTs 采用更密集的化疗方案。

3）有转移的患者 CSI 照射剂量大约等于 36 Gy，瘤床推量≥54 Gy。局限性患者全脑或全脑室照射剂量 24～40 Gy，瘤床推量 15～30 Gy。

4）在可能的情况下完成手术，尽可能将病灶全部切除。

5）对于预后不良的 NGGCT，治疗方案应该包括同步放化疗，然后手术切除残余肿瘤。

3. 松果体实质性肿瘤放射治疗　松果体实质性肿瘤（pineal parenchymal tumors，PPT）起源于松果体中专门分泌褪黑激素的松果体细胞。2016 年，WHO 中枢神经系统肿瘤分类将 PPT 分为 4 个类型，包括松果体细胞瘤（WHO Ⅰ级）、中等分化松果体实质肿瘤（WHO Ⅱ～Ⅲ级）、松果体母细胞瘤（WHO Ⅳ级）和松果体乳头状瘤（WHO Ⅱ～Ⅲ级）。治疗方案选择和预后与肿瘤分级密切相关。

（1）松果体细胞瘤：松果体细胞瘤为起源于松果体实质的良性肿瘤，占松果体区肿瘤的 15% 以下，占脑肿瘤的 0.3% 以下。多发生于青年女性，平均年龄 34 岁。它们是良性病变，可以通过完全手术切除治愈。然而，对于位于关键部位的其他良性肿瘤，手术与发病风险显著相关。越来越多的文献支持将立体定向放射外科（stereotactic radiosurgery，SRS）作为外科手术的微创替代方法。国际伽玛刀研究基金会（IGKRF）的一项研究报道了 26 例患者，其中 24 例将 SRS 作为初始治疗的一部分，2 例作为复发的补救治疗。随访 20 年，局部控制率为 81%，生存率为 76%。由于发病率低，多是 10 例以下的小样本研究，但均显示无论是初始治疗，还是作为次全切除的辅助治疗抑或是肿瘤进展补救治疗，均能取得良好的局部控制效果，无严重并发症。

（2）中等分化松果体实质肿瘤（pineal parenchymal tumors intermediate differentiation，PPTID）：WHO 2007 年正式将 PPTID 纳入中枢神经系统肿瘤的分类。PPTID 相关的组织学特征导致复发风险增加，WHO 分级 Ⅱ～Ⅲ 级。顾名思义，PPTID 是一种中等程度的肿瘤，兼有松果母细胞瘤和松果体瘤的特征，通常采用外科手术切除，放射治疗是采用 SRT，还是采用 SRS 尚无定论。由于 2007 年 WHO 才将 PPTID 独立分型，且发病率较低。因此，目前单纯针对 PPTID 的研究还很少见，多见于与其他松果体肿瘤合并研究。在 IGKRF 的松果体区肿瘤放射治疗研究当中，有 4 名患者初始接受 SRS，3 名患者用于复发补救。5 年局部控制率与生存率分别为 50% 和 56%。Yianni 等报告了 11 例 PPT 患者的 SRS，其中包括 6 例松果体细胞瘤、3 例 PPTID 和 2 例松果体母细胞瘤。观察到的结果为 SRS 之后 1 年和 5 年的 PFS 分别为 81% 和 54%。遗憾的是，结果分析并不是根据肿瘤的分级而形成的，这使得解释更加困难。据推测，这些研究包括了松果体细胞瘤，因而高估了 PPTID 的 SRS 结果。

（3）松果体母细胞瘤：松果体母细胞瘤是一种罕见的恶性松果体区病变，占颅内肿瘤的 0.1%，90% 发生在儿童和年轻人身上。松果体母细胞瘤是高度恶性的肿瘤，WHO 分级为 Ⅳ 级，肿瘤较早侵犯第 3 脑室并沿脑脊液途径播散转移，形成脊髓和脑膜种植。

在一项回顾性研究中，299 例患者符合纳入标准。平均随访 31 ± 1.9 个月，总生存率为 54%。分析显示 5 岁儿童的预后明显比年长患者差。≤5 岁儿童的 5 年生存率为 15%，>5 岁儿童者为 57%（$P < 0.00001$）。另外，生存率随着切除程度的增加而增加。全切除者 5 年生存率 84%，次全切除患者 53%，减瘤术者生存率仅为 29%（$P < 0.0001$）。多因素分析显示，未达到完全切除的患者生存率明显恶化。次全切除：危险比，6.47，95%CI，2.3～19；$P < 0.001$；减瘤术：危险比，9.27，95%CI，3.2～27（$P < 0.0001$）。这项分析结果充分强调了积极手术切除在松果母细胞瘤治疗中的重要性。

松果体母细胞瘤预后差，可沿神经轴转移。早期发表的治疗松果体母细胞瘤患者的经验支持保守治疗方法，即患者接受活检或部分切除以确定诊断和尽量减少手术发病率。在过去的几十年里，显微外科技术的进步，松果体区手术入路的标准化为积极治疗患者提供了动力，直至发展为肿瘤尽最大限度全切除术后辅助放疗和化疗模式。目前，松果体母细胞瘤患者的标准治疗包括最大限度的外科切除术，然后是辅助性全脑、全脊髓照射，全脊髓照射剂量 2 520～3 855 cGy，肿瘤部位推量 4 400～5 400 cGy，单次剂量 200 cGy。再联合全身化疗，在长春新碱、顺铂/卡铂、环磷酰胺、依托泊苷和卡莫司汀等药物中，选择 2 或 3 种药物联合治疗方案。

术后辅助放射治疗推荐的方法是分次放疗。SRS 主要用于复发时的补救治疗或初始治疗时的局部推量。在 IGKRF 的松果体区肿瘤放射治疗研究中包括 13 例松果体母细胞瘤患者，其中 8 例采用 SRS 推量，5 例用于复发。5 年局部控制率和生存率分别为 27％和 48％。

（4）松果体区乳头状肿瘤（PTPR）：2007 年，WHO 正式将 PTPR 纳入中枢神经系统肿瘤的分类。PTPR 被认为是起源于副连合器官的特殊室管膜细胞，可以分为 WHO Ⅱ级或 Ⅲ级肿瘤，其特点是局部复发频繁，即使在全切除术后也有局部复发的倾向，6 年时复发率可超过 70％。

PTPR 是一种罕见的神经上皮性脑肿瘤，由于发病率低，因此多是个案或小样本报道。关于 PTPR 的治疗仍然是一个有争论的问题。Lancia 等报告的 1 例 PTPR，经历多次手术后复发再手术再复发后，大体残留肿瘤接受了辅助适形放疗，总剂量为 59.4 Gy（33×1.8 Gy）。随访 41 个月后，肿瘤完全消失，而且放射治疗耐受性良好，未出现急性和晚期不良反应。此病例的经历提示着放射治疗可能在 PTPR 的辅助治疗中发挥作用。

Edson 回顾性分析 1999—2013 年间 MD 安德森癌症中心全部经病理证实的 8 例 PTPR。中位随访 60 个月后，7 例仍然存活。8 例都接受了安全的手术切除术，5 例接受辅助放疗。诊断后 5 年 OS 和 PFS 分别为 100％和 51％。辅助放疗组和非辅助放疗组的粗复发率分别为 20％和 67％，全切除＋辅助放疗和全切除—辅助放疗组的粗复发率分别为 0 和 100％。4 例次全切除术后有 3 例接受了辅助放疗，其中 1 例 46 个月时发生了野外复发（粗复发率 33％）。在所有病例中，在复发时用放射治疗补救是有效的。该项研究提示，PTPR 生存率高，但复发率也高，辅助放疗，尤其是在肿块完全切除后有助于局部控制。

然而，Fauchon 在一个大型多中心回顾性研究中，分析了手术、放疗和化疗在治疗 PTPR 中的作用。对 44 例经病理学证实的 PTPR 患者的预后资料进行回顾性分析。44 名患者中 32 名在中位随访 63.1 个月后仍存活。12 例患者出现进展性疾病，其中 7 例复发 2 次，5 例复发 2 次以上。中位无进展生存期为 58.1 个月。只有完全切除和年龄较小能延长 OS。放疗和化疗无明显影响。另外发现，完全切除、放疗、化疗均对 PFS 无影响。这一回顾性研究证实了 PTPR 复发的高风险性，并强调了手术全切除的重要性。然而，数据没有提供证据表明辅助放疗或化疗在 PTPR 治疗中的能起到作用。目前，相关 PTPR 报告结果并不统一，多模式治疗的作用尚未明确界定，对诊断为 PTPR 的患者管理的正式共识指南并不存在。Fauchon 报告的较大样本包括来自 28 个不同中心的 44 名患者，这表明大多数中心只治疗了 1～2 例患者。虽然 64％的患者接受了放疗，但没有描述放疗的详细信息，如治疗时机如辅助治疗或复发治疗。另外，放射治疗的效果与采用的放射治疗技术和设备有较大的相关性，然而罕见疾病，回顾性分析往往时间跨度十余年甚至几十年，这些研究中的放疗方法、剂量、射野都极不均一，Edson 报告的 MD 安德森癌症中心接受放射治疗的 5 例患者放疗就用了 4 种方法，有全脑放疗 1 例，SRS 2 例，瘤床区质子放疗 1 例，全脑室调强放疗＋瘤床区推量 1 例。因此，即使不能设计前瞻性临床试验，我们也要详细分析放射治疗的相关因素。一项 META 分析纳入了 26 项研究的 116 例 PTPR 患者进行分析。107 例接受了手术,其中全部切除 61 例,次全切除 27 例,19 名(17.7%)患者仅行诊断性活检。在 116 例 PTPR 患者中,84 例(72.4%)接受了放射治疗,其中 59 例作为辅助治疗,24 例作为根治性治疗(11 例 SRS,13 例 3DCRT),1 例作为挽救性治疗。84 例放疗中,72.5% 行局灶照射,17.7% 接受了放射外科治疗,9.8% 的病例采用 CSI+局部推量照射。三维适形放疗是最常见的治疗方法,单次 1.8~2 Gy,总剂量范围为 50.4~60 Gy。17 例患者作为根治性治疗或辅助治疗的一部分接受了 SRS,所有 SRS 全部由伽玛刀一次完成,剂量范围为 12~36 Gy。鉴于 WHO 分级为 Ⅲ 级或 Ⅱ 级肿瘤,PTPR 在辅助放射治疗时均给予较高总剂量。分析显示,与治疗相关的毒性非常有限,预计 10 年 OS 为 72.5%。在诊断后 5 年,大约 60% 患者中有局部复发,而 10 年后复发率高于 80%。这项研究纳入了 22 项个案报告和 4 项回顾性分析,比较全面地反映了当前各医疗机构的治疗选择倾向。

综上所述,对于 PTPR,最大限度的病灶切除预后较好,但根治性外科手术可能带来潜在的手术风险,在 Lancia 的荟萃分析研究中,只有 52.6% 的患者能达到肿瘤全部切除,其中 44% 接受了辅助放疗。这些数据说明各不同机构均强调 PTPR 在根治术后对其进行放射辅助治疗。无论病灶切除程度如何均建议行术后辅助放射治疗。由于松果体肿瘤亚型广泛,组织学诊断是选择最合适的临床治疗的必要条件,需进行前瞻性研究以更好地定义放射治疗对总生存率和无进展生存率的影响。

鉴于局部复发的高风险,多学科评估和长期随访是必要的。首次术后 5 年内每半年复查 1 次影像,5 年后改为 1 年 1 次,如发现病灶进展,可以考虑手术切除,或再次考虑 SRS 治疗。

4. 第 3 脑室后部松果体区肿瘤 SRS 治疗　SRS 的概念最早于 1951 年由瑞典神经外科专家 Leksll 提出,是指利用立体定向技术对颅内靶点进行精确定位,再用单次大剂量放射线集中照射靶组织,使之产生特殊的放射生物学效应而发生局灶性坏死,起到损毁病灶的治疗目的,从而达到类似外科手术的效果,而被称之为"刀",临床应用的主要为 γ 刀、X 刀。经历了 60 多年的发展,随着医学影像学和计算机技术的迅速发展,SRS 技术被广泛用于治疗神经外科疾病,并发展为神经外科的重要组成部分。与传统的神经外科开颅手术相比,SRS 治疗具有无创伤、不出血、不需全麻、治疗时间短、定位精确、对颅内重要功能区损伤小、术后并发症少等特点,为神经外科医师提供了一种成熟、可靠的治疗手段。

立体定向放射外科可达到靶区高剂量的适形照射,单次大剂量可提高"放射抵抗"肿瘤的反应性,对于第 3 脑室后部松果体区的包括 NGGCTs 在内的大部分放射不敏感肿瘤较常规分割的大野照射具有理论优势。由于生殖细胞瘤通常对常规分割有良好的反应,到目前为止,少见纯生殖细胞瘤的 SRS 报道。国际伽玛刀研究基金会(IGKRF)最近报道的一项研究中,回顾性分析 5 个中心 70 名接受 SRS 的松果体区肿瘤,中位随访 47 个月。诊断为松果体细胞瘤 37%、松果体母细胞瘤 19%、中间分化松果体实质瘤 10%、松果体乳头状瘤 9%、生殖细胞瘤 7%、畸胎瘤 3%、胚胎癌 1% 和不明原因 14%。50% 等剂量线中位处方剂量为 15 Gy。松果体瘤 20 年的局部控制率和生存率分别为 81% 和 76%,中间分化松果体实质瘤 5 年局控率和生存率分别为 50% 和 56%,松果体母细胞瘤 5 年局控率和生存率分别为 27%

和 48%，松果体乳头状瘤 5 年局控率和生存率分别为 33% 和 100%，生殖细胞瘤 20 年分别局控率和生存率均为 80%，对于组织学未知的肿瘤，5 年局控率和生存率分别为 61% 和 67%。治疗造成的新发局灶性神经功能缺损、Parinaud 综合征和脑积水发生率分别为 9%、7% 和 3%。此项研究提示 SRS 是治疗松果体区肿瘤的安全方法，它的治疗效果高度依赖于肿瘤组织学。因此，应尽一切努力获得可靠的组织学诊断来指导治疗，判断预后。

Mori 等的研究中包括 16 例 NGGCT 患者。除 1 例患者外均采用治疗。3 年、5 年 PFS 分别为 43% 和 37%。1 例在最初的治疗中单独使用 SRS 的患者在 3 个月后发展为远处进展。Yianni 等报告了 2 例成熟畸胎瘤的 SRS 治疗经验。随访 24 和 84 个月后，两组患者均无进展。

国内较大样本的一项回顾性研究，探讨了伽玛刀治疗松果体区肿瘤的疗效。147 例原发松果体区肿瘤，采用伽马刀完成 SRS 治疗，平均随访 67 个月，术后 2 个月肿瘤体积明显缩小 91 例（61.9%）。6 个月时，平均肿瘤体积从治疗前的 8.47 cm^3 缩小为 4.2 cm^3。伽玛刀治疗（gamma knife radiosurery，GKRS）后 1 年，57 例肿瘤完全消失。14 例接受二次治疗，1 例接受三次治疗。所有患者 3 年、5 年生存率分别为 72.1% 和 66.7%，局部控制率分别为 94.30% 和 90.80%，生殖细胞肿瘤 3 年、5 年生存率分别为 62.4% 和 54.5%。局控率分别为 88.00% 和 77.27%。GKRS 是一种安全有效的治疗方法，可应用于松果体区肿瘤的初步治疗。然而该研究缺憾的是全部病例均为影像诊断，而无组织学依据，因此也无法再进一步分析各松果体区各亚种肿瘤的 SRS 相关情况。

由于第 3 脑室后部松果体区特殊的解剖部位，为了避免伤及脑干等严重不良反应，建议 SRS 在松果体肿瘤治疗中的选择对象应为：病灶直径不超过 3.5 cm，且肿瘤的影像学表现没有浸润性表现，但随访发现病灶在进展的患者。

由于松果体区肿瘤发病率低，缺乏使用不同治疗方式的对比研究，对于松果体区肿瘤整个群体最有利的治疗选择尚不能确定。从现有研究的结果来看，SRS 似乎是一种安全的治疗方法，其有效性和作用取决于组织学。SRS 可作为松果体细胞瘤和 PTPR 初始治疗的合理选择，后者更易复发。对于生殖细胞肿瘤和松果体母细胞瘤，SRS 可以作为多模式治疗的一部分，在挽救治疗时可用推量治疗，可以减少分次放射治疗剂量。总之，作为微外科切除术的一项非侵入性替代疗法，在解决三脑室后部及松果体区占位这种具有挑战性疾病的难题时，应该不忘 SRS。

（四）小结

松果体区位于颅腔中心，松果体区肿瘤来源组织众多，主要可分为生殖细胞源性肿瘤、松果体实质细胞肿瘤、神经上皮肿瘤及其他来源肿瘤四大类。起源于这个区域肿瘤的治疗一直是神经外科的治疗难点，主要原因在于：①这个区域的肿瘤位置深、暴露困难，血管神经毗邻复杂，有着颅内最复杂、最重要的深静脉回流系统，手术极具挑战。②这个区域肿瘤的来源组织众多，病理学种类复杂多变、甚至同一病变中可包含多种病理学成分，为诊断和治疗带来较大的困难。

松果体区肿瘤常见的症状有中脑导水管受压或堵塞引起的梗阻性脑积水相关的颅内压

增高症,邻近结构受压症如:四叠体受压引起上视障碍的 Parinaud 综合征,肿瘤转移到下丘脑或鞍上垂体柄产生垂体功能低下和尿崩等内分泌紊乱症状等。

对松果体区肿瘤而言,血清和脑脊液中肿瘤标志物的测定,对于肿瘤的定性、进一步治疗策略的制订、随访及预后判断具有十分重要的参考价值,因而是诊断必不可少的一个环节。需应用免疫组化技术,检测血清及脑脊液中的 β‐HCG、AFP 和胎盘碱性磷酸酶水平。

对于松果体区肿瘤的术前诊断要分 3 个层面进行。首先,依据临床症状和体征,对出现头痛呕吐等颅高压表现、同时出现 Parinaud 综合征等特征性体征要考虑该部位病变的可能,应及时进行 CT 及 MRI 检查。其次,一旦松果体区肿瘤诊断成立,应进一步行脑脊液、血清的肿瘤标志物如 β‐HCG、AFP 和胎盘碱性磷酸酶水平检测以及脑脊液脱落细胞检查,并结合患者的临床特点、影像学检查的特点,对肿瘤的病理学性质做出初步的判断,这对进一步治疗策略的决定有一定参考价值。同时,对于松果体区肿瘤的术前诊断还包括有无梗阻性脑积水和内分泌功能紊乱的诊断。

对于准备行手术治疗的患者,需常规评估术前体征,脑积水严重程度,水、电解质和患者营养状况,手术相关肿瘤特征的评估。术前需维持内环境稳定,进行营养支持,如有特殊,还需进行激素替代治疗。

松果体区肿瘤伴发的脑积水,一般为梗阻性脑积水,如果严重时,对于这类脑积水首选 ETV,随后 1 周左右再行开颅肿瘤切除手术;选择术前临时安放脑室外引流、并在术前 6 h 夹闭引流管也是治疗脑积水的一种选择;除特殊情况外,一般不建议行脑室腹腔分流手术。如患者就诊时脑积水不严重,可以直接手术切除肿瘤。

以往松果体区肿瘤手术直接切除难度和风险大,虽然有部分神经外科医师选择显微镜下直接切除,但是更多单位考虑立体定向活检＋VP 分流＋化放疗;后来,随着脑室镜的推广,ETV＋内镜下活检＋化放疗成为主流的治疗模式。近年来,随着神经内镜在颅内的运用推广,考虑到松果体区肿瘤病理的复杂性,开颅直接切除已经成为首选治疗方法,再根据病理学检查结果选择是否行化放疗。除年龄较大不能耐受手术的、存在心肺等主要脏器功能障碍的、凝血功能异常的情况外,开颅手术适合于绝大多数松果体区和第 3 脑室后部肿瘤。

参考文献

1. 顾晔,张晓彪,胡凡,等. 松果体区肿瘤的显微手术及内镜辅助作用[J]. 临床神经外科杂志,2010,7(2):65‐67.
2. 韩仰同,王雅洁,戴建平. 松果体区肿瘤的影像诊断[J]. 中国医学影像技术,2001,17(5):472‐474.
3. 王红章,张晓彪,顾晔,等. 神经内镜下经幕下小脑上入路切除松果体区肿瘤[J]. 中华神经外科杂志,2017,33(1):12‐14.
4. 殷蔚伯,余子豪,徐国镇,等. 肿瘤放射治疗学[M]. 4 版. 北京:中国协和医科大学出版社,2007:1254‐1261.
5. 张松方,查元梓,蒋马伟. 一种全颅全脊髓适形照射野的布野方案[J]. 中国医学物理学杂志. 2016,33(3):301‐303.
6. 张晓彪,李文生. 内镜导航微创神经外科手术学[M]. 上海:复旦大学出版社,2019.
7. ABBASSY M, AREF K, FARHOUD A, et al. Outcome of single trajectory rigid endoscopic third

ventriculostomy and biopsy in the management algorithm of pineal region tumors: a case series and review of the literature[J]. Childs Nerv Syst, 2018,34(7):1335 - 1344.

8. FANG A S, MEYERS S P. Magnetic resonance imaging of pineal region tumours[J]. Insights Imaging, 2013, 4(3):369 - 382.

9. ADESINA A M, FULLER C E, ROCKE A L. Case studies [M]// ADESINA A M, TIHAN T, ULLER C E, et al. Atlas of pediatric brain tumors. New York: Springer, 2010: 319 - 336.

10. AIZER A A, SETHI R V, HEDLEY-WHYTE E T, et al. Bifocal intracranial tumors of nongerminomatous germ cell etiology: diagnostic and therapeutic implication[J]. Neuro Oncol, 2013,15(7):955 - 960.

11. ALAPETITE C, BRISSE H, PATTE C, et al. Pattern of relapse and outcome of non-metastatic germinoma patients treated with chemotherapy and limited field radiation: the SFOP experience[J]. Neuro Oncol, 2010,12(12):1318 - 1325.

12. ALAPETITE C, PATTE C, FRAPPAZ D, et al. Long term follow up of intracranial germinoma treated with primary chemotherapy followed by focal radiation treatment: The SFOP - 90 experience[J]. Neuro Oncol, 2005,7(4):517 - 521.

13. ALEXANDER R T, MCLENDON R E, CUMMINGS T J. Meningioma with eosinophilic granular inclusions[J]. Clin Neuropathol, 2004,23(6):292 - 297.

14. SMITH A B, RUSHING E J, SMIRNIOTOPOULOS J G. From the archives of the AFIP: lesions of the pineal region: radiologic-pathologic correlation[J]. Radiographics, 2010, 30(7):2001 - 2020.

15. AMINI A, SCHMIDT R H, SALZMAN K L, et al. Glioblastoma multiforme of the pineal region[J]. J Neurooncol, 2006, 79(3):307 - 314.

16. BAJORIN D F, SAROSDY M F, PFISTER D G, et al. Randomized trial of etoposide and cisplatin versus etoposide and carboplatin in patients with good-risk germ cell tumors: a multiinstitutional study [J]. J Clin Oncol, 1993,11(4):598 - 606.

17. BAMBERG M, KORTMANN R D, CALAMINUS G, et al. Radiation therapy for intracranial germinoma: results of the German cooperative prospective trials MAKEI 83/86/89[J]. J Clin Oncol, 1999,17(8):2585 - 2592.

18. BARANZELLI M C, PATTE C, BOUFFET E, et al. Nonmetastatic intracranial germinoma: the experience of the French Society of Pediatric Oncology[J]. Cancer, 1997,80(9):1792 - 1797.

19. BERHO, M. SUSTER S. Mucinous meningioma. Report of an unusual variant of meningioma that may mimic metastatic mucin producing carcinoma[J]. Am J Surg Pathol, 1994,18(1):100 - 106.

20. BJORNSSON J, SCHEITHAUER B W, OKAZAKI H et al. Intracranial germ cell tumors: pathobiological and immunohistochemical aspects of 70 cases[J]. J Neuropathol Exp Neurol, 1985,44(1):32 - 46.

21. The WHO Classification of Tumors Editorial Board. WHO classification of Female Genital Tumors [M]. 5th ed. Geneva: World Health Organization, 2020: 121 - 122.

22. BOKEMEYER C, KOHRMAN O, TISCHLER J, et al. A randomized trial of cisplatin, etoposide and bleomycin (PEB) versus carboplatin, etoposide and bleomycin (CEB) for patients with "good-risk" metastatic non-seminomatous germ cell tumors[J]. Ann Oncol, 1996,7(10):1015 - 1021.

23. BRAT D J, ALDAPE K, COLMAN H et al. cIMPACT-NOW update 3: recommended diagnostic criteria for "Diffuse astrocytic glioma, IDH-wildtype, with molecular features of glioblastoma, WHO grade Ⅳ"[J]. Acta Neuropathol, 2018,136(5):805 - 810.

24. BRAT D J, ALDAPE K, COLMAN H et al. cIMPACT-NOW update 5: recommended grading criteria and terminologies for IDH-mutant astrocytomas[J]. Acta Neuropathol, 2020,139(3):603 - 608.

25. CALAMINUS G, FRAPPAZ D, KORTMANN R D, et al. Outcome of patients with intracranial nongerminomatous germ cell tumors-lessons from the SIOP - CNS - GCT - 96 trial[J]. Neuro Oncol,

2017,19(12):1661 - 1672.

26. CALAMINUS G，KORTMANN R，WORCH J，et al. SIOP CNS GCT 96：final report of outcome of a prospective，multinational nonrandomized trial for children and adults with intracranial germinoma， comparing craniospinal irradiation alone with chemotherapy followed by focal primary site irradiation for patients with localized disease[J]. Neuro Oncol，2013,15(6):788 - 796.

27. CALLEC L，LARDY-CLEAUD A，GUERRINI-ROUSSEAU L，et al. Relapsing intracranial germ cell tumours warrant retreatment[J]. Eur J Cancer，2020,136:186 - 194.

28. CARDIA A，CAROLI M，PLUDERI M，et al. Endoscope-assisted infratentorial-supracerebellar approach to the third ventricle：an anatomical study[J]. J Neurosurg，2006,104(6 Suppl):409 - 414.

29. CHENG S，KILDAY J P，LAPERRIERE N，et al. Outcomes of children with central nervous system germinoma treated with multiagent chemotherapy followed by reduced radiation[J]. J Neurooncol，2016, 127(1):173 - 180.

30. CHOUDHRI A F，WHITEHEAD M T，SIDDIQUI A，et al. Diffusion characteristics of pediatric pineal tumors[J]. Neuroradiol J，2015,28(2):209 - 216.

31. COCA S，VAQUERO J，ESCANDON J et al. Immunohistochemical characterization of pineocytomas [J]. Clin Neuropathol，1992,11(6):298 - 303.

32. CULINE S，KERBRAT P，KRAMAR A，et al. Refining the optimal chemotherapy regimen for good-risk metastatic nonseminomatous germ-cell tumors：a randomized trial of the Genito-Urinary Group of the French Federation of Cancer Centers (GETUG T93BP)[J]. Ann Oncol，2007,18(5):917 - 924.

33. CULINE S，KRAMAR A，THéODORE C，et al. Randomized trial comparing bleomycin/etoposide/ cisplatin with alternating cisplatin/cyclophosphamide/doxorubicin and vinblastine/bleomycin regimens of chemotherapy for patients with intermediate and poor-risk metastatic nonseminomatous germ cell tumors：Genito-Urinary Group of the French Federation of Cancer Centers Trial T93MP[J]. J Clin Oncol，2008,26(3):421 - 427.

34. DAHIYA，S. PERRY A. Pineal tumors[J]. Adv Anat Pathol，2010,17(6):419 - 427.

35. DANDY W E. Extirpation of the pineal body[J]. J Exp Med，1915,22(2):237 - 246.

36. D'ANGELO L，ARMOCIDA D，SAMPIRISI L，et al. Role of endoscopic surgical biopsy in diagnoses of intraventricular periventricular tumors：review of literature including a monocentric case series[J]. Acta Neurol Belg，2020,120(3):517 - 530.

37. DA SILVA N S，CAPPELLANO A M，DIEZ B，et al. Primary chemotherapy for intracranial germ cell tumors：results of the third international CNS germ cell tumor study[J]. Pediatr Blood Cancer，2010,54 (3):377 - 383.

38. DAUGAARD G，SKONECZNA I，AASS N，et al. A randomized phase Ⅲ study comparing standard dose BEP with sequential high-dose cisplatin, etoposide, and ifosfamide (VIP) plus stem-cell support in males with poor-prognosis germ-cell cancer. An intergroup study of EORTC, GTCSG, and Grupo Germinal (EORTC 30974)[J]. Ann Oncol，2011,22(5):1054 - 1061.

39. LOUIS D N，PERRY A，REIFENBERGER G，et al. The 2016 World Health Organization Classification of Tumors of the Central Nervous System：a summary [J]. Acta Neuropathol. 2016，131(6)：803 - 820.

40. DE B，CAHLON O，DUNKEL I J，et al. Reduced-volume radiotherapy for patients with localized intracranial nongerminoma germ cell tumors[J]. J Neurooncol，2017,134(2):349 - 356.

41. DECKERT M，BRUNN A，MONTESINOS-RONGEN M et al. Primary lymphoma of the central nervous system — a diagnostic challenge[J]. Hematol Oncol，2014,32(2):57 - 67.

42. DE WIT R，ROBERTS J T，WILKINSON P M，et al. Equivalence of three or four cycles of bleomycin, etoposide, and cisplatin chemotherapy and of a 3- or 5-day schedule in good prognosis germ cell cancer：a randomized study of the European Organization for Research and Treatment of Cancer Genitourinary Tract Cancer Cooperative Group and the Medical Research Council[J]. J Clin Oncol，2001,19(6):1629 -

1640.

43. DE WIT R, STOTER G, KAYE S B, et al. Importance of bleomycin in combination chemotherapy for good-prognosis testicular nonseminoma: a randomized study of the European Organization for Research and Treatment of Cancer Genitourinary Tract Cancer Cooperative Group[J]. J Clin Oncol, 1997,15(5): 1837 - 1843.

44. DE WIT R, STOTER G, SLEIJFER D T, et al. Four cycles of BEP vs four cycles of VIP in patients with intermediate-prognosis metastatic testicular non-seminoma: a randomized study of the EORTC Genitourinary Tract Cancer Cooperative Group. European Organization for Research and Treatment of Cancer[J]. Br J Cancer, 1998,78(6):828 - 832.

45. DUFOUR C, GUERRINI-ROUSSEAU L, GRILL J. Central nervous system germ cell tumors: an update[J]. Curr Opin Oncol, 2014,26(6):622 - 626.

46. DUMRONGPISUTIKUL N, INTRAPIROMKUL J, YOUSEM DM. Distinguishing between germinomas and pineal cell tumors on MR imaging[J]. Am J Neuroradiol, 2012,33(3):550 - 555.

47. ECHEVARRÍA M E, FANGUSARO J, GOLDMAN S. Pediatric central nervous system germ cell tumors: a review[J]. Oncologist, 2008, 13(6):690 - 699.

48. EDSON M A, FULLER G N, ALLEN P K, et al. Outcomes after surgery and radiotherapy for papillary tumor of the pineal region[J]. World Neurosurg, 2015,84(1):76 - 81.

49. EINHORN LH, WILLIAMS S D, LOEHRER P J, et al. Evaluation of optimal duration of chemotherapy in favorable-prognosis disseminated germ cell tumors: a Southeastern Cancer Study Group protocol[J]. J Clin Oncol, 1989,7(3):387 - 391.

50. ELLISON D W, ALDAPE K D, CAPPER D, et al. cIMPACT-NOW update 7: advancing the molecular classification of ependymal tumors[J]. Brain Pathol, 2020,30(5):863 - 866.

51. FAUCHON F, HASSELBLATT M, JOUVET A, et al. Role of surgery, radiotherapy and chemotherapy in papillary tumors of the pineal region: a multicenter study[J]. J Neurooncol, 2013,112 (2):223 - 231.

52. FEDORKO S, ZWECKBERGER K, UNTERBERG A W. Quality of life following surgical treatment of lesions within the pineal region[J]. J Neurosurg, 2018,130(1):28 - 37.

53. FEIN D E, PAULUS J K, MATHEW P. Reassessment of 4-cycle etoposide and cisplatin as the standard of care for good-risk metastatic germ cell tumors[J]. JAMA Oncol, 2018,4(12):1661 - 1662.

54. FELDMAN D R, BOSL G J, SHEINFELD J, et al. Medical treatment of advanced testicular cancer[J]. JAMA, 2008,299(6):672 - 684.

55. FETCKO K, DEY M. Primary central nervous system germ cell tumors: a review and update[J]. Med Res Arch, 2018,6(3):1719.

56. FEVRE M M, VASILJEVIC A, BERGEMER F A et al. Histopathologic and ultrastructural features and claudin expression in papillary tumors of the pineal region: a multicenter analysis[J]. Am J Surg Pathol, 2012,36(6):916 - 928.

57. FIZAZI K, FLECHON A, LE TEUFF G, et al. Mature results of the GETUG 13 phase Ⅲ trial in poor-prognosis germ-cell tumors (GCT) [J]. J Clin Oncol, 2016, 34(15 Suppl):4504.

58. FIZAZI K, PAGLIARO L, LAPLANCHE A, et al. Personalised chemotherapy based on tumour marker decline in poor prognosis germ-cell tumours (GETUG 13): a phase 3, multicentre, randomised trial[J]. Lancet Oncol, 2014,15(13):1442 - 1450.

59. FOO A S, LIM C, CHONG D Q, et al. Primary intracranial germ cell tumours: experience of a single South-East Asian institution[J]. J Clin Neurosci. 2014,21(10):1761 - 1766.

60. FOSSA S D, PALUCHOWSKA B, HORWICH A, et al. Intensive induction chemotherapy with C-BOP/BEP for intermediate- and poor-risk metastatic germ cell tumours (EORTC trial 30948)[J]. Br J Cancer, 2005,93(11):1209 - 1214.

61. FRAPPAZ D, CONTER C F, SZATHMARI A, et al. The management of pineal tumors as a model for a multidisciplinary approach in neurooncology[J]. Neuro Chirurgie, 2015,61(2-3):208-211.

62. FULLER B G, KAPP D S, COX R. Radiation therapy of pineal region tumors: 25 new cases and a review of 208 previously reported cases[J]. Int J Radiat Oncol Biol Phys, 1994,28(1):229-245.

63. GALLINA P, BUCCOLIERO A M, MARIOTTI F et al. Oncocytic meningiomas: Cases with benign histopathological features and a favorable-clinical course[J]. J Neurosurg, 2006,105(5):736-738.

64. GILHEENEY S W, SAAD A, CHI S, et al. Outcome of pediatric pineoblastoma after surgery, radiation and chemotherapy[J]. J Neurooncol, 2008,89(1):89-95.

65. GOLDMAN S, BOUFFET E, FISHER P G, et al. Phase II trial assessing the ability of neoadjuvant chemotherapy with or without second-look surgery to eliminate measurable disease for nongerminomatous germ cell tumors: a Children's Oncology Group study[J]. J Clin Oncol, 2015,33(22):2464-2471.

66. GORE P A, GONZALEZ L F, REKATE H L, et al. Endoscopic supracerebellar infratentorial approach for pineal cyst resection: technical case report[J]. Operative Neurosurgery, 2008,62(3 Suppl 1):108-109.

67. GRIMISON P S, STOCKLER M R, THOMSON D B, et al. Comparison of two standard chemotherapy regimens for good-prognosis germ cell tumors: updated analysis of a randomized trial[J]. J Natl Cancer Inst, 2010,102(16):1253-1262.

68. GUPTA A, DWIVEDI T. A simplified overview of World Health Organization Classification Update of Central Nervous System Tumors 2016[J]. J Neurosci Rural Pract, 2017,8(4):629-641.

69. GU Y, HU F, ZHANG XB, et al. Purely endoscopic resection of pineal region tumors using infratentorial supracerebellar approach: How I do it[J]. Acta Neurochir, 2016,158(11):2155-2158.

70. GU Y, ZHOU Q, ZHANG X B, et al. The purely endoscopic supracerebellar infratentorial approach for resecting pineal region tumors with preservation of cerebellomesencephalic Vein: technical note and preliminary clinical outcomes[J]. World Neurosurgery, 2019,128(4):334-339.

71. HABERLER C, JARIUS C, LANG S et al. Fibrous meningeal tumours with extensive non-calcifying collagenous whorls and glial fibrillary acidic protein expression: the whorling-sclerosing variant of meningioma[J]. Neuropathol Appl Neurobiol, 2002,28(1):42-47.

72. HASSELBLATT M, BLUMCKE I, JEIBMANN A et al. Immunohistochemical profile and chromosomal imbalances in papillary tumours of the pineal region[J]. Neuropathol Appl Neurobiol, 2006,32(3):278-283.

73. HEIM S, BESCHORNER R, MITTELBRONN M et al. Increased mitotic and proliferative activity are associated with worse prognosis in papillary tumors of the pineal region[J]. Am J Surg Pathol, 2014,38(1):106-110.

74. HERRICK M K. RUBINSTEIN L J. The cytological differentiating potential of pineal parenchymal neoplasms (true pinealomas). A clinicopathological study of 28 tumours [J]. Brain, 1979,102(2):289-320.

75. HINTON S, CATALANO P J, EINHORN L H, et al. Cisplatin, etoposide and either bleomycin or ifosfamide in the treatment of disseminated germ cell tumors: final analysis of an intergroup trial[J]. Cancer, 2003,97(8):1869-1875.

76. HOFFMAN H J, OTSUBO H, HENDRICK E B, et al. Intracranial germ-cell tumors in children[J]. J Neurosurg, 1991,74(4):545-551.

77. HORIGUCHI H, HIROSE T, SANO T et al. Meningioma with granulofilamentous inclusions[J]. Ultrastruct Pathol, 2000,24(4):267-271.

78. HORWICH A, SLEIJFER D T, FOSS S D, et al. Randomized trial of bleomycin, etoposide, and cisplatin compared with bleomycin, etoposide, and carboplatin in good-prognosis metastatic nonseminomatous germ cell cancer: a Multiinstitutional Medical Research Council/European Organization

for Research and Treatment of Cancer Trial[J]. J Clin Oncol, 1997,15(5):1844 - 1852.

79. IORIO-Morin C, KANO H, HUANG M, et al. Histology-stratified tumor control and patient survival after stereotactic radiosurgery for pineal region tumors: a report from the international Gamma Knife research foundation[J]. World Neurosurg, 2017,107:974 - 982.

80. JEAN W C. Skull base surgery: Strategies[M]. New York: Thieme;2019:308 - 319.

81. JENNINGS M T, GELMAN R, HOCHBERG F. Intracranial germ cell tumors: natural history and pathogenesis[J]. J Neurosurg, 1985,63(2):155 - 167.

82. JINGUJI S, Nishiyama K, Yoshimura J, et al. Long-term outcomes in patients with pineal nongerminomatous malignant germ cell tumors treated by radical resection during initial treatment combined with adjuvant therapy[J]. Acta Neurochirurgica, 2015,157(12):2175 - 2183.

83. JOUVET A, FEVRE-Montange M, BESANCON R et al. Structural and ultrastructural characteristics of human pineal gland, and pineal parenchymal tumors[J]. Acta Neuropathol, 1994,88(4):334 - 348.

84. JOUVET A, SAINT-PIERRE G, FAUCHON F et al. Pineal parenchymal tumors: a correlation of histological features with prognosis in 66 cases[J]. Brain Pathol, 2000,10(1):49 - 60.

85. KAKKAR A, BISWAS A, KALYANI N, et al. Intracranial germ cell tumors: a multi-institutional experience from three tertiary care centers in India[J]. Childs Nerv Syst, 2016,32(11):2173 - 2180.

86. KAYE S B, MEAD G M, FOSSA S, et al. Intensive induction-sequential chemotherapy with BOP/VIPB compared with treatment with BEP/EP for poor-prognosis metastatic nonseminomatous germ cell tumor: a Randomized Medical Research Council/European Organization for Research and Treatment of Cancer study[J]. J Clin Oncol, 1998,16(2):692 - 701.

87. KELLIE S J, BOYCE H, DUNKEL I J, et al. Primary chemotherapy for intracranial nongerminomatous germ cell tumors: results of the second international CNS germ cell study group protocol[J]. J Clin Oncol, 2004,22(5):846 - 853.

88. KIM J W, KIM W C, CHO J H, et al. A multimodal approach including craniospinal irradiation improves the treatment outcome of high-risk intracranial nongerminomatous germ cell tumors[J]. Int J Radiat Oncol Biol Phys, 2012,84:625 - 631.

89. KINOSHITA Y, YAMASAKI F, TOMINAGA A, et al. Pitfalls of Neuroendoscopic Biopsy of Intraventricular Germ Cell Tumors[J]. World Neurosurg, 2017,106:430 - 434.

90. KOMAKULA S, WARMUTH-METZ M, HILDENBRAND P, et al. Pineal Parenchymal tumor of intermediate differentiation: imaging spectrum of an unusual tumor in 11 Cases[J]. Neuroradiology, 2011, 53(8):577 - 584.

91. KONNO S, OKA H, UTSUKI S et al. Germinoma with a granulomatous reaction. Problems of differential diagnosis[J]. Clin Neuropathol, 2002,21(6):248 - 251.

92. KONOVALOV A N, PITSKHELAURI D I. Principles of treatment of the pineal region tumors[J]. Surg Neurol, 2003,59(4):250 - 268.

93. KUCHELMEISTER K, VON BORCKE I M, KLEIN H et al. Pleomorphic pineocytoma with extensive neuronal differentiation: report of two cases[J]. Acta Neuropathol, 1994,88(5):448 - 453.

94. KUJAS M, FAILLOT T, LALAM T et al. Astroblastomas revisited. Report of two cases with immunocytochemical and electron microscopic study. Histogenetic considerations[J]. Neuropathol Appl Neurobiol, 2000,26(3):295 - 298.

95. LAIOS K, LYTSIKAS-SARLIS P, KOSTOULAS G, et al. Fedor Krause (1857 - 1937) and his innovations in neurosurgery[J]. Surg Innov, 2019, 26(5):633 - 635.

96. LAIOS K. The pineal gland and its earliest physiological description[J]. Hormones (Athens), 2017, 16 (3):328 - 330.

97. LANCIA A, BECHERINI C, DETTI B, et al. Radiotherapy for papillary tumor of the pineal region: a systematic review of the literature[J]. Clin Neurol Neurosurg, 2020,190:105646.

98. LANCIA A，INGROSSO G，SANTONI R. The role of adjuvant radiotherapy in the treatment of papillary tumors of the pineal region：some general considerations and a case report［J］. Klin Onkol，2017，30(6)：456－459.

99. LEE J Y，WAKABAYASHI T，YOSHIDA J. Management and survival of pineoblastoma：an analysis of 34 adults from the brain tumor registry of Japan［J］. Neurol Med Chir，2005，45(3)：132－142.

100. LEHECKA L，LAAKSO A，HERNESNIEMI J. Helsinki microneurosurgeryery basics and tricks［M］. Balgheim：Druckerei Hohl GmbH and Co. KG，2011：234－235.

101. DEPREZ R H L，BIANCHI A B，GROEN N A et al. Frequent NF2 gene transcript mutations in sporadic meningiomas and vestibular schwannomas［J］. Am J Hum Genet，1994，54(6)：1022－1029.

102. LI D H，WEN R，GAO Y et al. Pineal region gliomas：a single-center experience with 25 Cases［J］. World Neurosurg，2020，133：e6－e17.

103. LIU S，BUCH S，CHEN Y，et al. Susceptibility weighted imaging：current status and future directions［J］. NMR Biomed，2017，30(4)：i.

104. LI W，ZHANG B，KANG W，et al. Gamma knife radiosurgery (GKRS) for pineal region tumors：a study of 147 cases［J］. World J Surg Oncol，2015，13：304.

105. ELLISON D W，HAWKINS C，JONES D et al. cIMPACT-NOW update 4：diffuse gliomas characterized by MYB，MYBL1，or FGFR1 alterations or BRAF (V600E) mutation［J］. Acta Neuropathol，2019，137(4)：683－687.

106. LOUIS D N，GIANNINI C，CAPPER D et al. cIMPACT-NOW update 2：diagnostic clarifications for diffuse midline glioma，H3 K27M-mutant and diffuse astrocytoma/anaplastic astrocytoma，IDH-mutant［J］. Acta Neuropathol，2018，135(4)：639－642.

107. LOUIS D N，PERRY A，REIFENBERGER G，et al. The 2016 World Health Organization classifification of tumours of the central nervous system：a summary［J］. Acta Neuropathol，2016，131(6)：803－820.

108. LOUIS D N，WESSELING P，ALDAPE K et al. cIMPACT-NOW update 6：new entity and diagnostic principle recommendations of the cIMPACT Utrecht meeting on future CNS tumor classification and grading［J］. Brain Pathol，2020，30(4)：844－856.

109. LOUIS D N，WESSELING P，PAULUS W et al. cIMPACT-NOW update 1：Not Otherwise Specified (NOS) and Not Elsewhere Classified (NEC)［J］. Acta Neuropathol，2018，135(3)：481－484.

110. LUTTERBACH J，FAUCHON F，SCHILD S E et al. Malignant pineal parenchymal tumors in adult patients：patterns of care and prognostic factors［J］. Neurosurgery，2002，51(1)：44－56.

111. MAITY A，SHU H K，JANSS A，et al. Craniospinal radiation in the treatment of biopsy-proven intracranial germinomas：twenty-five years' experience in a single center［J］. Int J Radiat Oncol Biol Phys，2004，58(4)：1165－1170.

112. MAKINO K，NAKAMURA H，YANO S，et al. Incidence of primary central nervous system germ cell tumors in childhood：a regional survey in kumamoto prefecture in southern Japan［J］. Pediatr Neurosurg，2013，49(3)：155－158.

113. MASSAR，BAYDIN S，GÜNGÖR A，et al. Midline and off midline infratentorial supracerebellar approaches to the pineal gland［J］. Jneurosurgery，2017，126(6)：1984－1994.

114. MATSUTANI M，Japanese Pediatric Brain Tumor Study Group. Combined chemotherapy and radiation therapy for CNS germ cell tumors-the Japanese experience［J］. J Neurooncol，2001，54(3)：311－316.

115. MATSUTANI M，SANO K，TAKAKURA K et al. Primary intracranial germ cell tumors：a clinical analysis of 153 histologically verified cases［J］. J Neurosurg，1997，86(3)：446－455.

116. MATSUTANI M. Treatment of intracranial germ cell tumors：the second phase Ⅱ study of Japanese GCT Study Group［J］. J Neurooncol，2008，10：420－423.

117. MATYJA E，GRAJKOWSKA W，NAUMAN P，et al. Histopathological patterns of papillary tumour

of the pineal region[J]. Folia Neuropathol, 2011,49(3):181-190.

118. MAWRIN C, PERRY A. Pathological classification and molecular genetics of meningiomas[J]. J Neurooncol, 2010,99(3):379-391.

119. MCCARTHY B J, SHIBUI S, KAYAMA T, et al. Primary CNS germ cell tumors in Japan and the United States: an analysis of 4 tumor registries[J]. Neuro oncology, 2012,14(9):1194-1200.

120. MENKE J R, RALEIGH D R, GOWN A M et al. Somatostatin receptor 2a is a more sensitive diagnostic marker of meningioma than epithelial membrane antigen[J]. Acta Neuropathol, 2015,130(3):441-443.

121. MERCHANT T E, SHERWOOD S H, MULHERN R K, et al. CNS germinoma: disease control and long term functional outcome for 12 children treated with craniospinal irradiation[J]. Int J Radiat Oncol Biol Phys, 2000,46(5):1171-1176.

122. MIN K W, SCHEITHAUER B W, BAUSERMAN S C. Pineal parenchymal tumors: an ultrastructural study with prognostic implications[J]. Ultrastruct Pathol, 1994,18(1-2):69-85.

123. MORGENSTERN P F, SOUWEIDANE M M. Pineal region tumors: simultaneous endoscopic third ventriculostomy and tumor biopsy[J]. World Neurosurgery, 2013,79(2 Suppl):S18. e9-S18. e13.

124. MORI Y, KOBAYASHI T, HASEGAWA T, et al. Stereotactic radiosurgery for pineal and related tumors[J]. Prog Neurol Surg, 2009,23:106-118.

125. MOTZER R J, NICHOLS C J, MARGOLIN K A, et al. Phase Ⅲ randomized trial of conventional-dose chemotherapy with or without high-dose chemotherapy and autologous hematopoietic stem-cell rescue as first-line treatment for patients with poor-prognosis metastatic germ cell tumors[J]. J Clin Oncol, 2007,25(3):247-256.

126. MURRAY M J, BARTELS U, NISHIKAWA R, et al. Consensus on the management of intracranial germ-cell tumours[J]. Lancet Oncol, 2015,16(9):e470-e477.

127. NAGAISHI M, YOKOO H, HIRATO J et al. Clinico-pathological feature of pilomyxoid astrocytomas: three case reports[J]. Neuropathology, 2011,31(2):152-157.

128. NESTOR S L, PERRY A, KURTKAYA O et al. Melanocytic colonization of a meningothelial meningioma: histopathological and ultrastructural findings with immunohistochemical and genetic correlation: case report[J]. Neurosurgery, 2003,53(1):211-215.

129. NICHOLS C R, CATALANO P J, CRAWFORD E D, et al. Randomized comparison of cisplatin and etoposide and either bleomycin or ifosfamide in treatment of advanced disseminated germ cell tumors: an Eastern Cooperative Oncology Group, Southwest Oncology Group, and Cancer and Leukemia Group B Study[J]. J Clin Oncol, 1998,16(4):1287-1293.

130. NITTA J, TADA T, KYOSHIMA K et al. Atypical pleomorphic astrocytoma in the pineal gland: case report[J]. Neurosurgery, 2001,49(6):1458-1461.

131. NOMURA K. Epidemiology of germ cell tumors in Asia of pineal region tumor[J]. J Neurooncol, 2001, 54(3):211-217.

132. OGAWA K, TOITA T, NAKAMURA K, et al. Treatment and prognosis of patients with intracranial nongerminomatous malignant germ cell tumors: a multiinstitutional retrospective analysis of 41 patients [J]. Cancer, 2003,98(2):369-376.

133. OGAWA K, YOSHII Y, SHIKAMA N, et al. Spinal recurrence from intracranial germinoma: risk factors and treatment outcome for spinal recurrence[J]. Int J Radiat Oncol Biol Phys, 2008,72(5):1347-1354.

134. OHTA T, YACHI K, OGINO A et al. Pleomorphic granular cell astrocytoma in the pineal gland: case report[J]. Neuropathology, 2010,30(6):615-620.

135. PAPASOZOMENOS S C. Glial fibrillary acidic (GFA) protein containing cells in the human pineal gland[J]. J Neuropathol Exp Neurol, 1983,42(4):391-408.

136. PERRY A, STAFFORD S L, SCHEITHAUER B W et al. Meningioma grading: an analysis of histologic parameters[J]. Am J Surg Pathol, 1997,21(12):1455-1465.

137. PERRY A, STAFFORD S L, SCHEITHAUER B W et al. The prognostic significance of MIB-1, p53, and DNA flow cytometry in completely resected primary meningiomas[J]. Cancer, 1998,82(11): 2262-2269.

138. POPPEN J L. The right occipital approach to a pinealoma[J]. J Neurosurg, 1966,25(6):706-710.

139. QI S, FAN J, ZHANG X A, et al. Radical resection of nongerminomatous pineal region tumors via the occipital transtentorial approach based on arachnoidal consideration: experience on a series of 143 patients[J]. Acta Neurochir,2014,156(12):2253-2262.

140. QUICK-WELLER J, LESCHER S, BAUMGARTEN P, et al. Stereotactic Biopsy of Pineal Lesions [J]. World Neurosurg, 2016,96:124-128.

141. GUPTA R K, BATRA V V, JAGETIA A, et al. Pineal region pilocytic astrocytoma: an unusual site with variable radiological, clinical, and histological features: a report of two cases[J]. J Neurosci Rural Pract, 2016, 7(3):459-462.

142. JOOMA R, KENDALL B E. Diagnosis and management of pineal tumors[J]. J Neurosurg, 1983,58 (5):654-665.

143. REGIS J, BOUILLOT P, ROUBY-VOLOT F, et al. Pineal region tumors and the role of stereotactic biopsy: review of the mortality, morbidity, and diagnostic rates in 370 cases [J]. Neurosurgery, 1996, 39(5):907-914.

144. REYNS N, HAYASHI M, CHINOT O, et al. The role of Gamma Knife radiosurgery in the treatment of pineal parenchymal tumours[J]. Acta Neurochir, 2006,148(1):5-11.

145. RIIS P, VAN ECK A T, DUNKER H et al. Stereotactic radiosurgery of a papillary tumor of the pineal region: case report and review of the literature[J]. Stereotact Funct Neurosurg, 2013, 91 (3): 186-189.

146. ROBERTSON P L, DAROSSO R C, ALLEN J C. Improved prognosis of intracranial non-germinoma germ cell tumors with multimodality therapy[J]. J Neurooncol, 1997,32(1):71-80.

147. ROBERTSON P L, JAKACKI R, HUKIN J, et al. Multimodality therapy for CNS mixed malignant germ cell tumors (MMGCT): results of a phase II multi institutional study[J]. J Neurooncol, 2014, 118(1):93-100.

148. ROGERS S J, MOSLEH-SHIRAZI M A, SARAN F H. Radiotherapy of localised intracranial germinoma: Time to sever historical ties[J]. Lancet Oncol, 2005,6(7):509-519.

149. RONCAROLI F, RICCIONI L, CERATI M et al. Oncocytic meningioma[J]. Am J Surg Pathol, 1997,21(4):375-382.

150. RUEDA-PEDRAZA M E, HEIFETZ S A, SESTERHENN I A et al. Primary intracranial germ cell tumors in the first two decades of life. A clinical, light microscopic, and immunohistochemical analysis of 54 cases[J]. Perspect Pediatr Pathol, 1987,10:160-207.

151. RUGE J R, JOHNSON R F, BAUER J. Burr hole neuroendoscopic fenestration of quadrigeminal cistern arachnoid cyst: technical case report[J]. Neurosurgery, 1996,38(4):830-837.

152. SAHM F, SCHRIMPF D, STICHEL D et al. DNA methylation-based classification and grading system for meningioma: a multicentre, retrospective analysis [J]. The Lancet Oncology, 2017, 18 (5): 682-694.

153. SAXMAN S B, FINCH D, GONIN R, et al. Long-term follow-up of a phase III study of three versus four cycles of bleomycin, etoposide, and cisplatin in favorable-prognosis germ-cell tumors: the Indian University experience[J]. J Clin Oncol, 1998,16(2):702-706.

154. SCHILD S E, SCHEITHAUER B W, SCHOMBERG P J et al. Pineal parenchymal tumors. Clinical, pathologic, and therapeutic aspects[J]. Cancer, 1993,72(3):870-880.

155. SCHILD S E, HADDOCK M G, SCHEITHAUER B W, et al. Nongerminomatous germ cell tumors of the brain[J]. Int J Radiat Oncol Biol Phys, 1996,36(3):557 – 563.

156. SCHLEGEL, U, HOCHBERG F H. Primary CNS lymphoma[J]. Ther Adv Neurol Disord, 2009,2(2):93 – 104.

157. SEKHAR L N, GOEL A. Combined supratentorial and infratentorial approach to large pineal-region meningioma[J]. Surg Neurol, 1992,37(3):197 – 201.

158. SHAHINIAN H, RA Y. Fully endoscopic resection of pineal region tumors[J]. J Neurol Surg B Skull Base, 2013,74(3):114 – 117.

159. SHIBAHARA J, TODO T, MORITA A et al. Papillary neuroepithelial tumor of the pineal region. A case report[J]. Acta Neuropathol, 2004,108(4):337 – 340.

160. SHIKAMA N, OGAWA K, TANAKA S, et al. Lack of benefit of spinal irradiation in the primary treatment of intracranial germinoma: a multiinstitutional, retrospective review of 180 patients[J]. Cancer, 2005,104(1):126 – 134.

161. SHIRATO H, AOYAMA H, IKEDA J, et al. Impact of margin for target volume in low dose involved field radiotherapy after induction chemotherapy for intracranial germinoma[J]. Int J Radiat Oncol Biol Phys, 2004,60(1):214 – 217.

162. SILVANI A, EOLI M, SALMAGGI A, et al. Combined chemotherapy and radiotherapy for intracranial germinomas in adult patients: a single-institution study[J]. J Neurooncol, 2005,71(3): 271 – 276.

163. QI S T, ZHANG X A, FAN J, et al. Anatomical study of the arachnoid envelope over the pineal region [J]. Neurosurgery, 2011,68(1 Suppl Operative):7 – 15.

164. SOOD S, HOEPRICH M, HAM S D. Pure endoscopic removal of pineal region tumors[J]. Childs Nerv Syst, 2011,27(9):1489 – 1492.

165. STEIN B M. The infratentorial supracerebellar approach to pineal lesions[J]. J Neurosurg, 1971, 35(2):197 – 202.

166. TAMRAZI B, NELSON M, BLÜML S. Pineal region masses in pediatric patients[J]. Neuroimaging Clin N Am, 2017, 27(1):85 – 97.

167. TANRIKULU B, ÖZEK M M. Management of mature pineal region teratomas in pediatric age group [J]. Childs Nerv Syst, 2020, 36(1): 153 – 163.

168. TATE M, SUGHRUE M E, RUTKOWSKI M J, et al. The long-term postsurgical prognosis of patients with pineoblastoma[J]. Cancer, 2012,118(1):173 – 179.

169. TEW J M Jr, VAN LOVEREN H R, KELLER J T. Atlas of operative microneurosurgery: Brain tumor [M]. Philodelphia: W. B. Saunders, 2001:264 – 274.

170. THAHER F, KURUCZ P, FUELLBIER L et al. Endoscopic surgery for tumors of the pineal region via a paramedian infratentorial supracerebellar keyhole approach (PISKA)[J]. Neurosurg Rev, 2014,37(4):677 – 684.

171. TONER G C, STOCKLER M R, BOYER M J, et al. Comparison of two standard chemotherapy regimens for good-prognosis germ-cell tumours: a randomised trial [J]. Lancet, 2001,357(9258):739 – 745.

172. TSENG K Y, MA H I, LIU W H, et al. Endoscopic supracerebellar infratentorial retropineal approach for tumor resection[J]. World Neurosurgery, 2012,77(2):339. e1 – 399. e4.

173. WAGENEN V. A surgical approach for the removal of certain pineal tumors[J]. Surg Gynec Obstet, 1931,37:216 – 220.

174. WELLENREUTHER R, KRAUS J A, LENARTZ D et al. Analysis of the neurofibromatosis 2 gene reveals molecular variants of meningioma[J]. Am J Pathol, 1995,146(4):827 – 832.

175. WESTPHAL M, EMAMI P. Pineal lesions: a multidisciplinary challenge [J]. Adv Tech Stand

Neurosurg，2015，42：79－102.

176. WILLIAMS S D，BIRCH R，EINHORN L H，et al. Treatment of disseminated germ-cell tumors with cisplatin，bleomycin，and either vinblastine or etoposide［J］. N Engl J Med，1987，316（23）：1435－1440.

177. WILSON D A，AWAD A W，BRACHMAN D，et al. Long-term radiosurgical control of subtotally resected adult pineocytomas［J］. J Neurosurg，2012，117(2)：212－217.

178. YIANNI J，ROWE J，KHANDANPOUR N，et al. Stereotactic radiosurgery for pineal tumours［J］. Br J Neurosurg，2012，26(3)：361－366.

179. ZAAZOUE M A，GOUMNEROVA L C. Pineal region tumors：a simplified management scheme［J］. Childs Nerv Syst，2016，32(11)：2041－2045.

180. ZANG，K D. Meningioma：a cytogenetic model of a complex benign human tumor，including data on 394 karyotyped cases［J］. Cytogenet Cell Genet，2001，93(3－4)：207－220.

图书在版编目(CIP)数据

松果体区肿瘤内镜微创手术学/张晓彪等主编. —上海:复旦大学出版社,2021.12
ISBN 978-7-309-15783-3

Ⅰ.①松… Ⅱ.①张… Ⅲ.①内窥镜-应用-松果体瘤-显微外科手术 Ⅳ.①R736.556

中国版本图书馆 CIP 数据核字(2021)第 120565 号

松果体区肿瘤内镜微创手术学
张晓彪 等 主编
责任编辑/王 瀛

复旦大学出版社有限公司出版发行
上海市国权路 579 号 邮编:200433
网址:fupnet@fudanpress.com http://www.fudanpress.com
门市零售:86-21-65102580 团体订购:86-21-65104505
出版部电话:86-21-65642845
上海丽佳制版印刷有限公司

开本 787×1092 1/16 印张 12.75 字数 294 千
2021 年 12 月第 1 版第 1 次印刷

ISBN 978-7-309-15783-3/R·1890
定价:268.00 元